# 心もからだも「冷え」が万病のもと

川嶋 朗

Kawashima Akira

a pilot of wisdom

# 目次

第一章　働き盛りの男たちをむしばむ〈冷え〉―――9
メタボリック・シンドローム／男の〈冷え〉こそ怖ろしい／
心の病も〈冷え〉から／非行も〈冷え〉から／
あなたの体と心は冷えている／さあ、温めましょう！

第二章　日本中が冷えている―――21
〈冷え〉を自覚しない現代人／そしてあなたの体温は？／
〈冷え〉とはどんなものなのか？／〈冷え〉は万病のもと／
東洋医学の概念である〈冷え〉／西洋医学は〈冷え〉をどう見てきたのか？／
西洋医学が作りだす〈冷え〉／どうして私には〈冷え〉がわかるのか
◆ふたつの病気　◆北海道大学医学部に東洋医学の入口を発見！
◆アメリカで鍼灸セミナーを開講　◆突発性難聴が教えてくれたこと

第三章　セルフチェック――あなたはどのくらい冷えている？―――49
〈冷え〉のチェック　◆朝、布団の中で　◆耳を折ってみる／

寝相が良い人は冷えている／暑い夏が日本を冷やした／
冷蔵庫が人間も冷やしている／運動不足で体温が上がらない／
現代人の宿命「食べ過ぎ、太り過ぎ」が体を冷やしている／
シャワーじゃ体は温められない／薬の飲み過ぎ／
ストレスが体を冷やす／異常気象も一因？

第四章 〈冷え〉はこうしてがんや病気になる――67

ヒート・ショック・プロテイン――温めると体は治る！／
〈冷え〉はあらゆる病気の入口です／体温の決定権は自律神経にあり／
体温が下がるメカニズム／体温が下がるということの本当の意味／
子どもたちのアレルギー／がんも〈冷え〉から／
不妊も〈冷え〉から／うつも〈冷え〉から

第五章 心も冷える！――85

体が冷えれば心も冷える／冷たい心と温かい心／
働き盛りのがんは心の〈冷え〉から？／心の〈冷え〉の温め方／

〝奇跡的回復〟はどうすれば起こるのか／心の免疫力を高めよう／心を冷やした原因は……

第六章　キレる子どもは冷えている ―― 107
子どもは熱の塊だ／お腹に浮きでる二本の筋肉／スポック博士こそ諸悪の根元／冷たい離乳食やアイスクリーム／おしゃぶり復権／バース・トラウマ／子どもより先に親を治したい／引きこもり、不登校を治すのは、オヤジの熱意

第七章　〈冷え〉が男をおびやかす ―― 125
典型的な男性患者の天国と地獄／体を冷やすライフスタイル／男を冷やしているのはストレス／ＥＤという〈冷え〉／更年期という〈冷え〉／オタクとは冷えている男の別称／腰痛・膝痛と〈冷え〉との関係／冷えているから自殺したくなる

第八章　冷える生き方していませんか？ ―― 147

健康維持のための努力で長生きできるか？／
病気の原因はあなた自身にある／
人の体のメカニズムは、〈ホメオダイナミクス〉／
若年性がんの秘密／がんにならない自分を作る／
どこかで見切りをつけるべき／大人しく死にましょう／がんでラッキー？

第九章　さあ、温めて〈冷え〉退治!!――169
温める前に／一〇分間入浴法／昔ながらの湯たんぽ／
ペットボトル活用法／首に温タオル／携帯用使い捨てカイロを使う／
靴下／腹巻き／歩く／呼吸で体温を上げる／指揉み・指組み／
体を温める食べ物／健康食品について／薬をやめる／
消炎鎮痛剤をやめる／漢方薬を使う／ストレスを減らす／睡眠／
ショウガ湯／血流改善ブラジャー、パンツ／脱〈冷え〉ダイエット

第一〇章　統合医療の現場から――〈冷え〉を根治するさまざまな医療――195
人はみんな、温まりたい！／

鍼やヨガも医療とよぶ時代――相補（補完）・代替医療〈ＣＡＭ〉とは／ＣＡＭとして復活した伝統医療／〝手かざし〟も保険対象に――世界各国におけるＣＡＭの普及／近代西洋医学と、どう折り合うのか／ＣＡＭの代表選手、ホメオパシーとフラワー・エッセンス／ホメオパシー／ホメオパシーと似て非なる放射線ホルミシスの話／フラワー・エッセンス／目に見えないパワーを信じる

あとがき―――― 217

# 第一章　働き盛りの男たちをむしばむ〈冷え〉

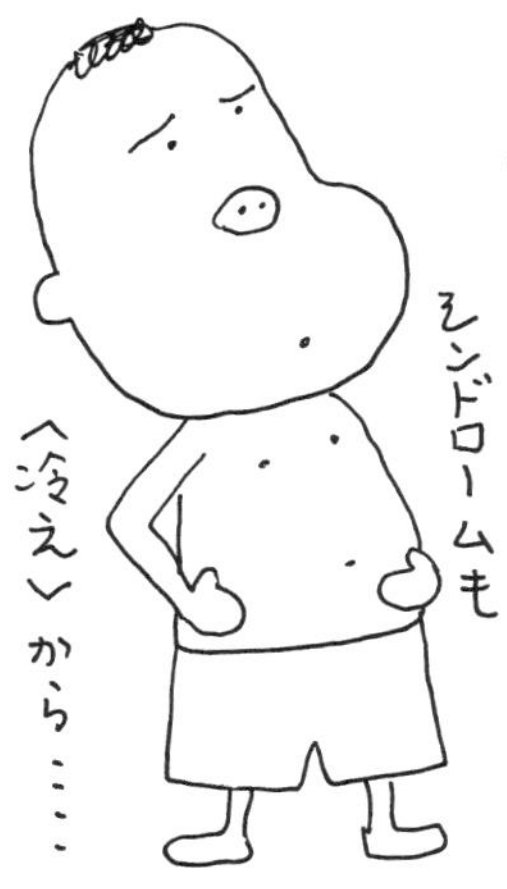

## メタボリック・シンドローム

「内臓脂肪が多いと、生活習慣病を発症しやすい」

そんな記事が二〇〇六年春、新聞各紙の一面を飾りました。MRIによって撮影された腹部の断面写真には、腹腔部の内臓と内臓の間にみっちり詰まった脂肪の映像が！　身につまされた読者が多かったのでしょう。この症状を表す〝メタボリック・シンドローム〟という単語はその日からいっせいに、一般常識として普及してしまったようです。自分のお腹に手を当てて、ため息をついた人も少なくなかったのではないでしょうか？

この〝メタボリック・シンドローム（症候群）〟にいたるまでには、いろいろな原因が考えられます。体質や生活環境、年齢やストレス状況など、さまざまな要因がからまりあい、長時間かかってたどり着くのがこの症状です。それらの要因のなかで、私がもっとも深刻な原因と考えているのは、〈冷え〉です。なんらかの理由で血流が悪くなり、体温が下がってしまった低体温の状態を〈冷え〉といい、さまざまな体のトラブルを引き起こしますが、内臓脂肪の増加、つまりメタボリック症候群も、そのひとつだと考えられるのです。

　こんなことに気付いたことはありませんか？　食べ残した料理、例えばすき焼きや煮物などを冷蔵庫に入れておくと、いざ食べようと取りだした時、表面に白い塊ができています。それは、脂。料理に含まれていた脂分が、冷蔵庫の中で温度が下がったことにより、白く固まってしまうのです。脂には、温度が下がると固まってしまう性質があるからです。

　メタボリック症候群にいたる背景として、体内で同様のことが起こっているのではないかと、私は考えています。食事で摂取された脂分は、消化・吸収され、ふつうなら代謝されます。しかしなんらかの事情で体温が下がってしまうと血流が滞り、体内の酵素の働きが阻害され、消化・吸収・代謝のプロセスがスムーズに行われなくなります。そして過剰な脂肪分は血管の内側や内臓の周辺に付着して、脂肪の壁を作ってしまうのです。その結果、血管が細くなってしまいますから、さらに血流が悪くなり、体温が下がります。

　とりわけ肥満している人の体は、運動不足から筋肉が減っていき、その分脂肪の比率が高くなります。脂肪部分には血流がありませんから温度は下がるばかりで、さらに体を冷やしてしまいます。そこにまた高脂肪、高カロリーの食事が取りこまれ……、まさに悪循環。メタボリック症候群は〈冷え〉によって起こりやすく、またさらなる〈冷え〉を生む原因にもなっています。〈冷え〉とセットであなたの体に取りついてしまう可能性が高いのです。

特に日本人には、〈倹約遺伝子〉を持つ人が多いことがわかっています。これは人間が、食糧が少ない時代にも生きのびることができるように、原始時代から時間をかけて獲得してきた体質です。この遺伝子を持っていると、最低限のエネルギー量で生存することができます。また必要以上の栄養を摂取すると、非常事態に備え、それを脂肪にして蓄えようとするのです。

飽食の時代にあっては、この倹約遺伝子が両刃《もろは》の刃《やいば》になります。現代では、普通の食事をしていても十二分のエネルギーを摂取してしまいますから、余分なエネルギーが脂肪になりやすいのです。したがって日本人は、メタボリック症候群になりやすいのではないかと思います。

ちなみに、メタボリック症候群の目安として腹囲85センチ（女性は90センチ）という基準が発表されていますが、この数字だけを頼りに、自分とは関係ないと、安心してはいけません。これはあくまでも、一般的な傾向を示す数値です。これ以下の、一見普通体型の人のなかにも、内臓脂肪の比率が高い人はたくさんいます。中肉中背、あるいは細身だからといって、安心するのは危険です。

ひんやりした脂肪のベルトをお腹に巻きつけて、それでも冷たいビールを流しこんでいる……。それが現代人の、いえ、あなた自身の姿ではないでしょうか。

これを読んでいるあなた、今ここで、自分のお腹に直接、手のひらを当ててみてください。ひんやりしているようなら、要注意です。メタボリック症候群は、食べ過ぎ、飲み過ぎだけが原因ではありません。冷え過ぎもまた、大きな要因になっているのです。

## 男の〈冷え〉こそ怖ろしい

日本人はみんな、冷えている。

それは、医療の最前線で連日患者さんとじかに接している私だから、言えることかもしれません。

毎週金曜日、私は病院に深夜近くまで居残ります。人工透析に立ち会うためです。患者は、四〇代から五〇代のサラリーマンがほとんど。病を抱えながら日頃仕事に邁進《まいしん》している企業戦士たちが、週末に向かうこの夜を利用して血液をリセットするのです。

透析の技術は年々進化してきましたが、それと歩調を合わせるように、透析を必要とする患者数も着実に増えています。とりわけここ数年は、糖尿病が原因で腎臓機能が低下して、人工透析を必要とする患者が増えてきました。

透析には数時間かかります。天井を見つめながら長時間横たわる患者さんたちは、何を考えているのでしょう。そして私は、彼らを見ながらいつも同じことを考えています。

この人たちが〈冷え〉の怖ろしさを知っていたら、こんな状況に陥らなかったのではないだろうか、と。

日本の男性たちは、〈冷え〉に対してあまりに無防備です。〈冷え〉は女性特有の症状だと思いこみ、自分の体の〈冷え〉については無関心なのです。体にたっぷりと筋肉がついている若い時代はともかく、運動不足でストレスにさらされている男性たちの体は、本人が想像もつかないくらい、冷えています。

その〈冷え〉が血液を汚し、体の機能を低下させ、慢性的な症状をよんで、病気へいたります。がん、糖尿病、脂肪肝、動脈硬化、高血圧、胃炎、肝炎、腎盂《じんう》腎炎などなど……。これらすべての病気と明確な因果関係が立証されているわけではありませんが、〈冷え〉がこれらの病気の一因になっていることは、間違いありません。病にいたらないまでも、体におよぼす悪影響ははかりしれないのです。

そのことを、ほとんどの男性たちが自覚していないことが、私は残念でなりません。血糖値、コレステロール値、中性脂肪値、血圧もなにもかも、〈冷え〉が原因かもしれません。今はたんなる〝不調〟でも、それが、生活習慣病の入口になってしまう可能性もあります。〈冷え〉という時限爆弾を知らずに抱えたまま、毎日を過ごしている男性がなんと多いことか！　そんな思いが本書を世に出す決心をさせました。

### 心の病も〈冷え〉から

私は西洋医学を修めた医者ですが、東洋医学をはじめとするさまざまな療法も治療に取り入れています。たぶんそれが、医者としての私の個性だと思います。その個性が、私に〈冷え〉の怖ろしさを教えてくれているのです。

医学は今、大きく変わろうとしています。日本では従来、西洋医学一辺倒でした。しかし近年、西洋医学の欠点や弱点を認め、それに代わるもの、それを補うものを医学として受け入れようという動きがあります。以前なら前近代的と軽んじられた漢方や、医学とは認められなかった鍼灸《しんきゅう》やマッサージなどさまざまな手当が、次第に評価されるようになってきたのです。

体と心の病を、西洋医学と補完・代替医療の両面からケアしたい。それが私の医者としてのスタンスです。その第一歩として、青山にあるクリニックで、ありとあらゆる症状を訴える患者さんと接してきました。表に出ている症状だけでなく、じっくりと問診しながらその人の暮らし方や性格まで読み取り、診察してきました。

そこで改めて、心と体の〈冷え〉の怖ろしさを実感したのです。

体の〈冷え〉は、病気の原因となります。

のみならず、体の〈冷え〉は心に伝わり、心まで頑《かたくな》にします。また逆に、心の病つまり心の〈冷え〉は、体を冷やしてしまい、体のトラブルの原因になるのです。近頃増えたといわれるうつ病も、実は、体の〈冷え〉が大きな原因のひとつだと、私は思っています。

心の温度を測る器械は、残念ながら未だ開発されていません。だからこそ、自問自答してみてほしいのです。

あなたの心の中は、冷えていませんか？

あなたの家庭は、夫婦関係は、親子関係は、冷えきってはいませんか？

**非行も〈冷え〉から**

すぐにかっとして、キレやすい。

感情を表に表さず、無表情。

暴れはじめると歯止めがきかない。

年寄りや幼い子どもなど、弱いものに対してどう接してよいかわからない。

部屋に閉じこもって外部との関係を作ろうとしない。

笑わない。泣かない。夢がない。

そんな今の子どもたちの不幸な状況もまた、〈冷え〉が原因です。

凄《すさ》まじい勢いで増えているアレルギー、とりわけアトピー性皮膚炎。便秘、下痢。近視、虫歯の増加。これらの症状もまた、〈冷え〉が主な要因になっています。そしてイジメや自殺もまた、体と心の〈冷え〉が引き起こしているような気がしてなりません。

今、温めてやらないと、どうなってしまうのだろう？　病院の待合室で身を固くしている小さな子を見るたびに、そう思うのです。

## あなたの体と心は冷えている

今、日本人の体は冷えています。

通勤電車から地下街、会社の中と、いたるところエアコンが効いて、真夏といえどもひんやりとした空気で満たされています。冬になると今度は逆に、どこに行っても暖房が効いて蒸し暑く、イヤな汗をかきます。そのまま一歩外に出れば、汗は瞬《また》く間に冷え、今度は体を芯《しん》まで冷やします。冷蔵庫や冷凍庫は一年中フル稼働して、当然のように日々の食品や飲み物を冷やし続けています。いつの間にか真冬でも真夏でも、日常的に飲む水やお茶はひんやり冷えているのが当たり前の世の中になりました。

今、日本人の心も冷えています。

オフィスでは経済効率ばかりが重視され、やりがいを得ようとしてもなかなか難しい時代です。熱血漢よりもクールな人間のほうが、生きやすい職場環境といえるでしょう。

街中には、コンクリートとガラスでできた、無機質な冷たい印象のビルばかりが立ち並んでいます。落書きやゴミで汚れた街角の風景は、寒々しいとしかいいようがありません。

連日報道される陰惨な事件は、心を凍りつかせます。違法建築の建物や安全とは言いきれないエレベーターなど、心は冷え冷えとするばかりです。

物理的にも心理的にも、今の日本はどこもかしこも、徹底的に冷えているのです。

そんな心身の〈冷え〉の蓄積が、あなたの不調の原因になっています。肩がこっている、腰が重い、胃が痛い、またがんや高血圧、生活習慣病、さらにはうつなど精神的な病にいたるまで、私には、〈冷え〉が原因と考えられるのです。


**さあ、温めましょう!**

この深刻な〈冷え〉を解消する唯一の方法は、簡単です、温めることです。そして、温めた時の気持ちよさを知り、心地よさを覚え、あなた自身の暮らしに〈温かさ〉を取りこんでしまうことです。

首を温め、足を温め、腰を温め、お腹を温めてみてください。

ふーっと息をつきたくなるほど、気持ちよいはずです。その快さは体に確実に作用して、あなたの不調を取りのぞいてくれます。その温もりは気持ちまで温め、気分を楽にしてくれるはずです。

温めることで、人生そのものも、温かくなるのです。大げさだと思いますか？

いえ、真実です。真実であるという論拠を、この一冊でお話ししていきましょう。

# 第二章　日本中が冷えている

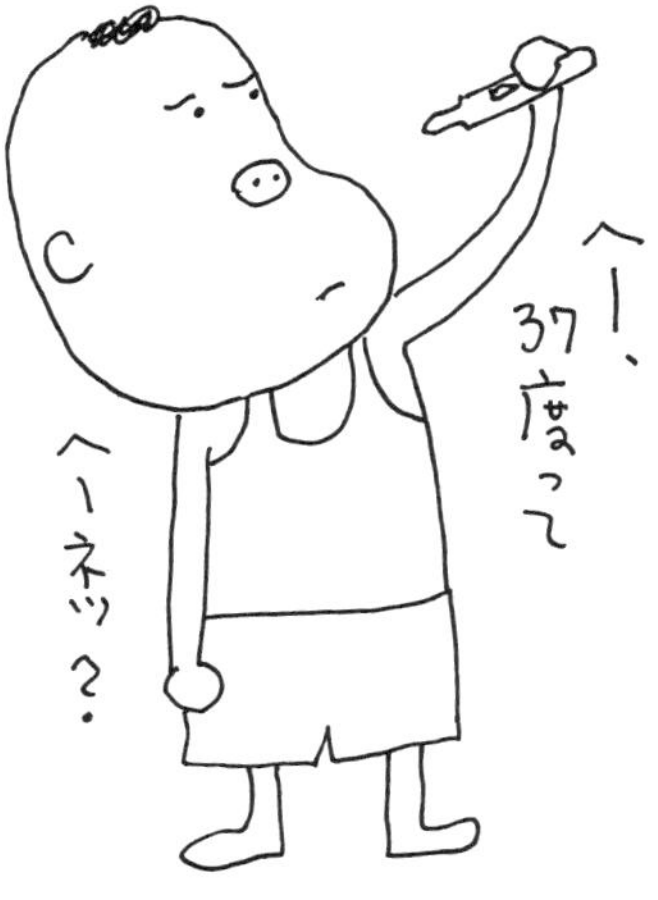

## 〈冷え〉を自覚しない現代人

「ぅあああーっ」

風呂に入って湯船につかる時、思わず、ため息ともうめきともつかない声をあげてしまうものです。温泉や銭湯に行くと、そんな声をあげている人がひとりやふたり、必ずいるもの。いったいあれは、どんな思いで発せられる声なのでしょう?

「温かい、気持ちいい、緊張感がほぐれていく、疲れが抜けていく、あー、やれやれ、今日も一日大変だった」と、いったところでしょうか。しかし私は思うのです。あれは、湯船に体を入れる時に初めて、自分の体が冷えていたことに気がついて、思わず発する声なのではないだろうか、と。

湯の温度はたぶん、38度から42度の間でしょう。適温です。けして熱すぎる温度ではありません。頭では、それはわかっているのです。しかし体が冷えきっていると、それよりもずっと熱く感じることでしょう。そこでつい、「あああーっ」と声をあげてしまうのではないでしょうか。

ここ数年、温泉がブームになっているのも、旅行気分や癒し効果といった雰囲気だけの効用ではなく、人々が実際に体を温める気持ちよさに気付きはじめたせいだと思います。韓国風サウナや岩盤浴の人気も、ひたすら体を温めた時の快感ゆえでしょう。

つまりそれだけ現代人は、冷えているということなのです。にもかかわらず自分の体や心が冷えていることに、まったく気がついていないのです。

## そしてあなたの体温は？

体温が低いことを、内心密かに自慢に思っていませんか？

体温が低いのは健康である証拠、と思っているのではないでしょうか？

男性の患者さんは、診察室でたいていこう言います。

「僕はふだんから体温が低いんです。36度もないくらいです……」

さて、実際に体温を測り、37度を超えていると、もう大変です。そういう人ほど熱に弱いのか、高熱であるという事態にびびってしまうのか、それだけでぐったりしてしまうのです。37度と聞いただけですっかり病人気分になってしまい、はあはあと荒い息をして、つらそうです。

「道理で、さっきからぼうっとしていたんです。早く熱を下げる薬をください」

単なる風邪なら、熱を出しきるほうが早く回復する場合が多いのですが、こういう患者さんは、解熱剤を出さないと納得しません。できることなら風邪が治った後もこのまま熱を下げずに、平熱も37度くらいを維持したいものなのですが……。

そうです、37度なんて、高熱とはいえません。どちらかというと平常時の体温は高いほうが、健康なのです。

今、あなたの手元に体温計はあるでしょうか？

ちょっと本を置いて、体温を測ってみませんか？

36度台なら、まずまずといったところでしょうか。35度台では、低すぎます。実は、健康な成人であれば、体温は36・5度から37度あるのがふつうです。体の免疫力を十分に保ち、身も心も元気に暮らすためには、この程度の体温が必要なのです。

人間の体の中では、生命活動を維持するために、つねにさまざまな種類の酵素が活動しています。この酵素がもっとも活発に働いてくれる温度が、37度から38度の間と考えられているのです。もっともそれは内臓レベルでの数値ですから、体表で測る温度はそれより少し低くなります。望ましい体温は36・5度から37度と考えられます。

ところがこの数字をあげると、ほとんどの人が驚きます。日常の体温、つまり平熱というのはもっと低いものだと思っている人が多いようです。また実際に、平熱が36度前後しかない人が圧倒的に多いのです。

こういう人は日頃から低い体温に慣れているため、違和感はないかもしれません。しかし自覚していないだけで、体はつねに寒さを感じています。その結果、頭痛、肩こり、便秘、関節痛、生理痛、生理不順、やる気が出ないなど、病気とはよべないまでもいくつかの体の不調を招き、長い間不快な症状を抱えている場合が少なくありません。

## 〈冷え〉とはどんなものなのか?

いったいどんな状態を〈冷え〉というのでしょうか?

〈冷え〉とは、手足や腰などがいつも冷たく感じる症状、あるいは体質をいいます。〈冷え〉は痛みと同じように個人的な感覚であり、他者と共有できるものではありません。そして一過性の症状ではなく、体の奥深くに根付いてしまうものと考えられます。〈冷え〉は〈寒さ〉とは違います。寒さは大気の冷たさをいいます。人が「寒い」というのは、自分をとりまく環境の、温度の低さを感じ取っていうのです。

それに対して〈冷え〉は、体の中に入りこんだ冷たさをいいます。冬だから、寒いから冷えるのではなく、夏でも、暑くても、冷える時は冷えるのです。

〈冷え〉は身をすくませ、体に緊張感を与えて固くします。代謝を悪くして、体内から排出すべきものを体内に停滞させてしまいます。その結果、〈冷え〉を抱えた体はだるく、重く、こわばり、こり固まり、むくんでしまうのです。

日本人はこの〈冷え〉を共通の概念として持っています。

〈冷え〉を英語に訳すとなると、該当する言葉が見当たりません。強いて言えば、chillという単語が、もっとも近いようです。

欧米と日本の医療用語の違いということでよく引き合いに出されるのが〈肩こり〉です。日本人にとって肩こりは日常によくある症例ですが、欧米人は〈背中の痛み〉〈肩の痛み〉と表現します。痛み・こわばり・重さなどが入り交じった〈こり〉というのは、彼らには理解しがたい症状らしいのです。ところがある程度親交を持ち、日本人の肩こりについて知るようになると、欧米人でも「肩がこる」と言いだします。概念を知るとその症状を自覚するようになる、人間というのは面白いものです。

肩こりを自覚するようになる欧米人のように、今まで〈冷え〉というものを他人事だと思っていた男性諸氏も、この本を読みすすむうちに、自分の〈冷え〉を実感するようになるかもしれません。それこそ、私の意図するところです。〈冷え〉を自覚してください。〈冷え〉は女性や子どもたちに特有の症状ではないのです。

冷えているとわかれば、〈冷え〉を取り、温めようとする気持ちが生まれます。自覚するところから、治療は始まるのです。

## 〈冷え〉は万病のもと

〈冷え〉は諸悪の根元です。二〇年以上、医師として数多くの患者さんと接してきた私の、これが実感です。

私の専門は腎臓病、膠原病《こうげんびょう》、高血圧ですが、ゆえあって、ジャンルに囚《とら》われることとなく、ありとあらゆる病気の患者さんと接するようになりました。アトピーから消化器系、糖尿病や脳梗塞《のうこうそく》、がんにいたるまで、実に多くの症例を診ています。

その経験から、確信したのです。何かしらの病気を持っている人はほとんどの場合、体が冷えています。患者さんのなかには摂食障害やうつ病など、身体の病気ではなく、精神的な疾患を持つ患者さんもいますが、彼らもまたほとんどの場合、冷えた体で私の前に現れます。

触診をすると、思わず「はっ」としてしまうほど、体が冷たいのです。手先足先だけの話ではありません。お腹の上に手を置くと、ヒヤッと感じるほど、たいていの患者さんの体は、冷えきっています。

それならば、と、体を温めてみると、患者さんたちの症状は驚くほど快方に向かいます。もちろん、すぐに完治するわけではありませんが（なかにはそういう例もありますが）、痛みやこわばりは〈冷え〉を取り、温めることでほとんどの場合軽減するようです。

冷えているから病気になったのか、病気になったから冷えているのか、それは私にもわかりません。ですが体の不調や病気と〈冷え〉が、きわめて密接な関係にあることだけは、確かです。

## 東洋医学の概念である〈冷え〉

〈冷え〉という概念は、東洋医学に特有のものです。東洋医学を代表する漢方医学の視点から、〈冷え〉を説明しましょう。

漢方は病気を診る前に、その人の体全体を診ます。その人の体質や暮らしぶりがどんなものであるかを、まず把握しようとします。人それぞれに体質や特徴があり、その延長上に病気が存在する、と考えるからです。そしてその体の全体像を効率よく分析するために、体を構成している物質を、気《き》・血《けつ》・水《すい》の三要素で捉えます。

〈気〉は現在の私たちには計測することのできない、一種の生命エネルギーとよぶべきものです。漢方では気を生体における機能活動、精神活動そのものと解釈します。気が十分にあり、正しく活動している状態を〝正気〟といいます。気が不足したり十分に活動できなくなる状態を〝病気〟といいます。「病は気から」という諺《ことわざ》はこのような概念から生まれているのです。

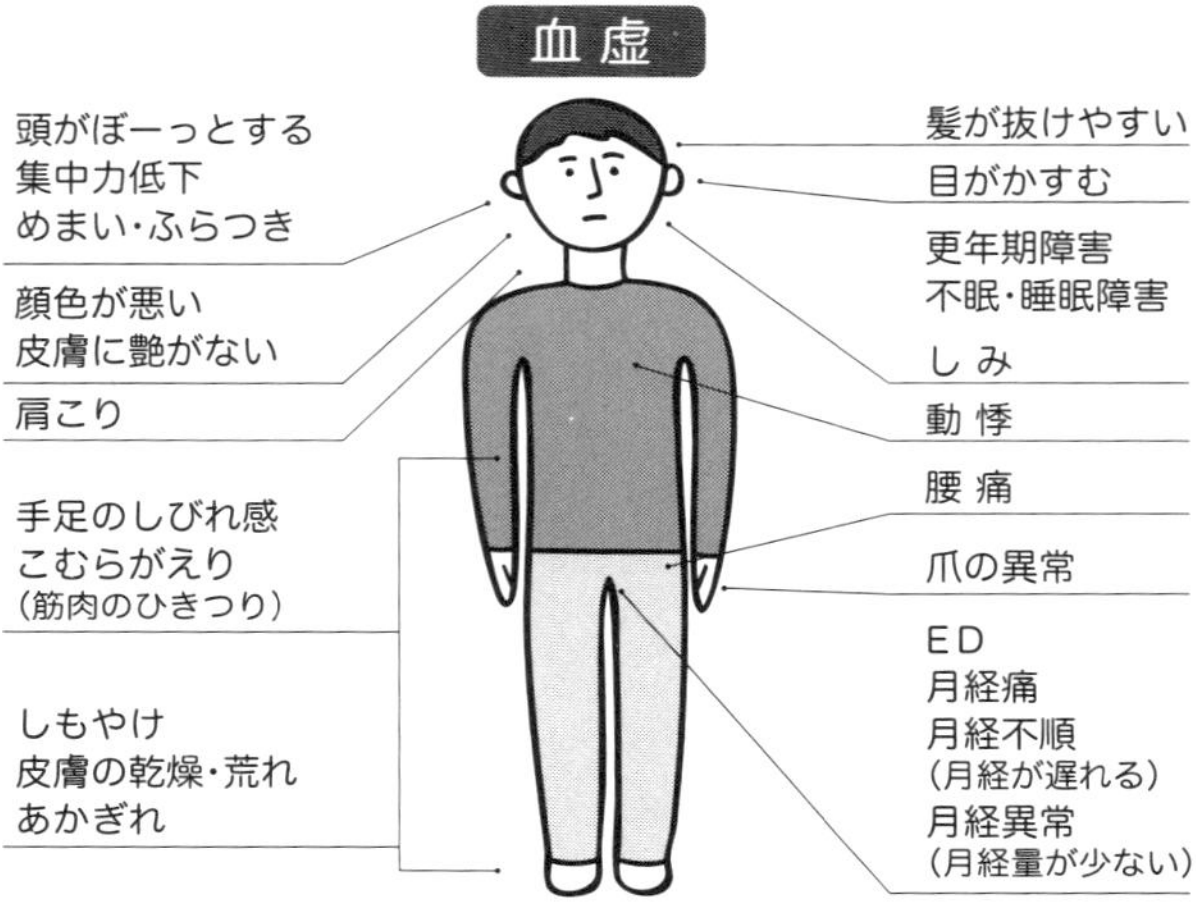


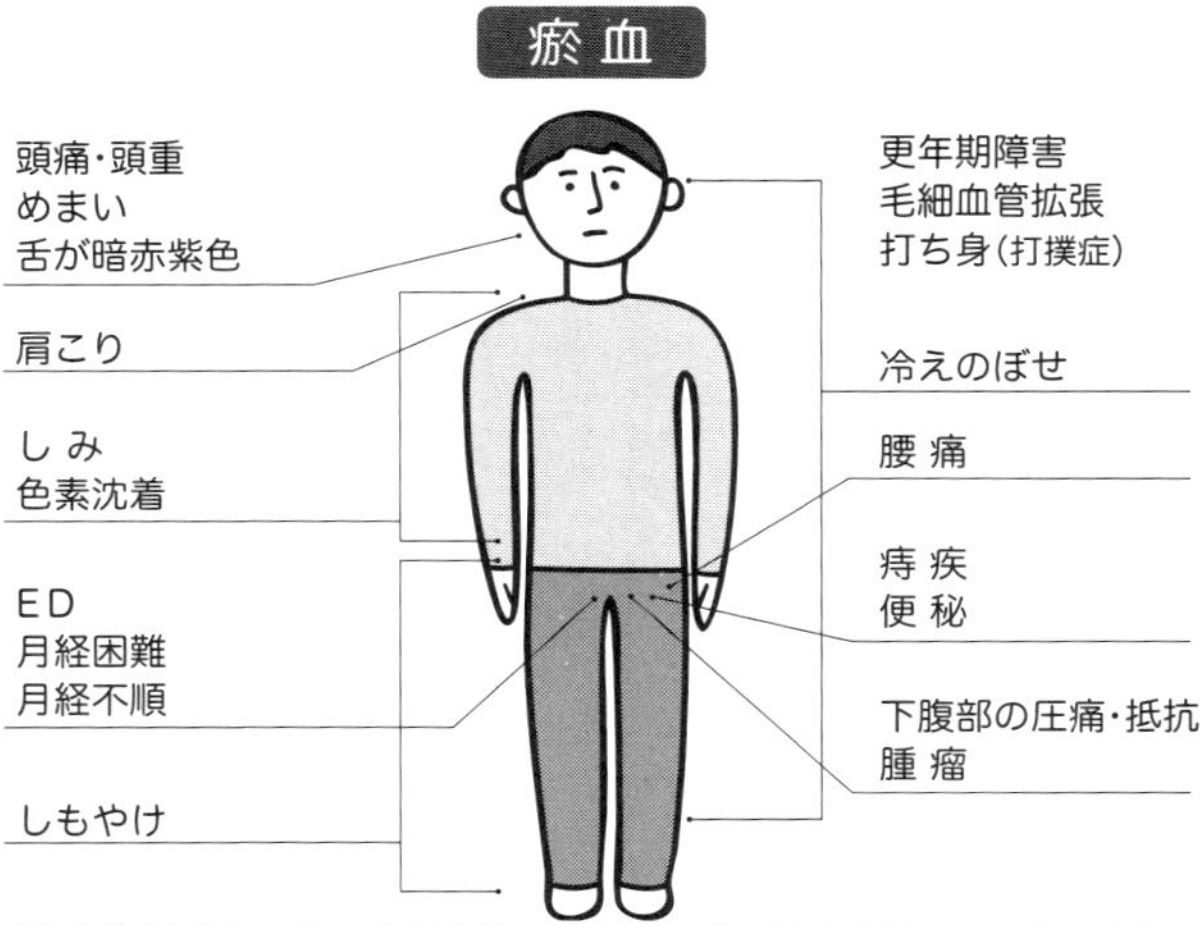


（参考資料『冷え症の漢方治療』カネボウ薬品株式会社、2003年12月）

〈血〉は文字通り血液をさします。

〈水〉は体内に存在する水分、つまり体液のこと。

血と水はともに体の中を巡り、潤し、栄養を与える働きをします。漢方では赤いものを血とよび、透明なものを水とよぶのです。

〈冷え〉は、この気・血・水のバランスが乱れることから生じます。

気が足りない、血が足りない、水が足りない。そんなことが原因となって体の熱が下がり、本来の機能を果たせなくなるのです。気が足りないエネルギー不足の状態を「気虚《ききょ》」、血が足りていない貧血状態を「血虚《けっきょ》」、そして血が滞っている状態を「瘀血《おけつ》」といいます。漢方において、ほとんどの〈冷え〉は、この気虚・血虚・瘀血が原因であるとされています。

## 西洋医学は〈冷え〉をどう見てきたのか？

西洋医学には〈冷え〉の概念がありません。では西洋医学は〈冷え〉を、いったいどのように解釈してきたのでしょうか？

西洋医学は〈冷え〉を、「一種の循環不全であり、血流の不足、あるいは代謝の低下によって起こる熱産生不足である」と考えます。

人間の体は、つねに血液が循環しています。ぐるぐると回りながら、血液は体のすみずみまで栄養分や酸素を送り届けます。体の各部位はそれらの栄養分や酸素を使ってタンパク質の合成や分解、代謝をします。その時、同時に熱を産生します。さらに代謝によって生じた老廃物を、血液が運びだします。

ところがなんらかの原因で血液の循環が滞ると、このシステムが一気にダウンしてしまいます。栄養も酸素も届かないので細胞が活発に働かなくなり、熱産生率も低下して、体温が低下します。老廃物を運びだせないので血管が詰まりやすくなり、さらに血行が悪くなります。また、体温が低くなると酵素の反応が鈍ります。代謝や免疫を司《つかさど》る酵素の働きが鈍ると、それによって生活習慣病へのリスクが高まります。その最たるものが、がんです。

ある部分の血流が悪くなると、その部分は冷たくなります。こうした状態を〈冷え〉とよんでいるのですが、ダメージは冷たさだけにとどまりません。さまざまなトラブルが引

## 冷えの現代医学的病態

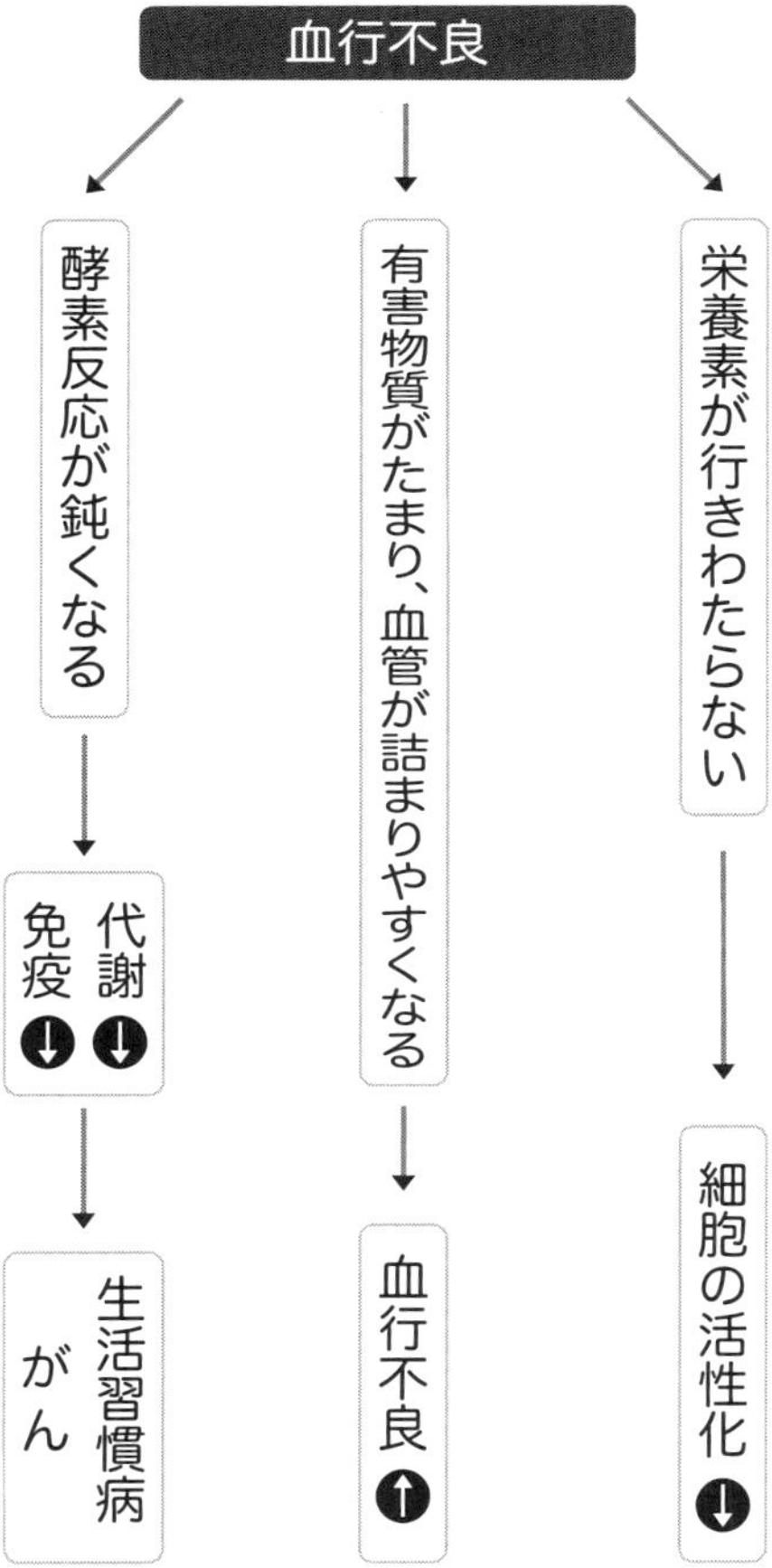
血行不良
酵素反応が鈍くなる
代謝⬇
免疫⬇
生活習慣病
がん
有害物質がたまり、血管が詰まりやすくなる
血行不良⬆
栄養素が行きわたらない
細胞の活性化⬇

き起こされます。これについてはこの後の各章で詳しく述べたいと思います。

### 西洋医学が作りだす〈冷え〉

あなたが常用している〝薬〟が、あなたを冷やしている可能性もあります。現代の日本では、ほとんどの医師が西洋医学をベースに診断し、西洋医学の薬を処方しています。町のドラッグストアで売られている薬も、そのほとんどが、西洋医学を基本理念として作られています。その〝薬〟が、あなたの体をひんやりと冷やしている場合もあるのです。

西洋医学は、今現在発症しているその症状を鎮めることを、まず第一に考えます。もちろん近年では患者の体質や個人差を考慮するようになりましたが、基本的に西洋医学が処方する薬は、対症療法に基づくものばかりです。例えば発熱に対しては、すぐに解熱剤を投与するのが当たり前とされています。咳《せき》などに対して鎮咳剤《ちんがいざい》、鼻汁に対しては抗ヒスタミン剤を処方します。

研究に研究を重ねて開発してきた薬ですから、たいていの場合、飲めば症状は治まります。ですが、けして根本的に治しているわけではありません。たとえは悪いかもしれませんが、モグラたたきのように、熱や痛みなどの症状に応じて、それらを解消するために薬を処方しているのです。

しかし人間の体は、ただ意味もなく発熱したり炎症を起こしているわけではありません。発熱や炎症などは、一定の条件や刺激に対する、体の正常な反応です。例えば発熱は、外から入ってきたウイルスを迎え撃ち、やっつけるために、体の防衛装置が反応して、一生懸命に熱を上げた結果なのです。

せっかくのその熱を、薬によって下げてしまうと、どうなるでしょう？　熱が下がって、体は一時的に楽になります。しかしウイルスもまた熱が下がったことによって息を吹き返し、さらに長く居座ることになります。

同様のことが、消炎鎮痛剤、ステロイド、睡眠薬や抗不安剤、降圧剤などによって起きています。当面の苦痛をしのぐために投与した薬が、体の自己防御反応まで鎮めてしまうのです。これらの薬は引き金となった体のトラブルはそのままに、さらに血流を滞らせて体を冷やしてしまう、重篤《じゅうとく》な副作用を置きみやげにしています。

安易に薬に頼ったばかりに、体を壊してしまう患者さんは少なくありません。何かひとつの症状、例えば頭痛が起こり、それを抑えるために薬を飲みはじめ、それによって体が冷えてしまい、肩こりや便秘を招いてしまってさらに薬を出され、よけいに体を冷やしてしまい……。そんな悪循環に陥っている患者さんが多いのです。

もちろん、西洋医学は悪者ではありません。痛みを和らげ、炎症を抑える力を西洋医学の薬は持っています。病気を治すうえで西洋医学は実に有効なものであり、なくてはならないものです。しかしその使い方によっては、無駄に体を冷やしてしまうこともあるということを、忘れてほしくないのです。

## どうして私には〈冷え〉がわかるのか

### ◆ふたつの病気

私は西洋医学を学び、医者になりました。〈冷え〉は東洋医学の概念であり、西洋医学はその真髄も知らずに薬によって〈冷え〉を蔓延《まんえん》させている、そう書いたばかりなのに、西洋医学の医者である私が、〈冷え〉の本を書いている。それを、矛盾していると感じる方も多いと思います。そこで〈冷え〉を語るうえでの、私の立ち位置を説明しておきたいと思います。

私にはふたつ、病気があります。

ひとつは血管腫。右足のふくらはぎの下あたりが、物心ついた頃にはすでに、痛んでいました。でも私は、床屋の白衣を見ても泣いてしまうくらい白衣が嫌いな、医者嫌いの子どもでしたから、親にはその痛みのことを言いませんでした。我慢して我慢して、だいぶ経ってから白状しました。お風呂に入って体を洗ってもらう時、ごしごしこすられるとあまりの痛さに我慢できなかったからです。

それから、東京中の大病院はすべて行きました。大学病院を含めて、あらゆる科で診てもらいました。しかしどこに行っても返ってくる答は、「切ってみないとわかりません」。

しかし当時の私は、子どもながらに忙しく、手術のために入院するわけにいきませんでした。実は私は、親の意向で子役をやっていたのです。自分では芸能界も芝居もまったく好きではありませんでしたが、父や母が芸事が好きで、芸能活動をやらされていたのです。学校が終わるとテレビ局に駆けつけ、ドラマの収録に追われる日々でした。絶え間なくレギュラー番組を抱えていたので、入院するわけにはいかなかったのです。

足は痛いのに、どこに行っても治してくれない。こうなったら自分で治すしかない。「医者になろう」と思ったのは、それがきっかけです。中学一年で子役を辞《や》め、中学三年の時、医者になると宣言しました。親はそんな私の言葉をてんから信用しませんでした。挙句の果てに言った言葉が、「ウチには金なんかないぞ」。なるほど、医者になるには学費など金がかかります。そこで私は「国立大学に行くからいいよ」と。初志貫徹して、なんとか国立大学の医学部に合格しました。

西洋医学のみならず東洋医学にも興味を覚えたのは、西洋医学では自分の足が治らなかったからです。どこに行っても「わからない」としか答えてくれない西洋医学に、不信感がありました。

しかも私のごく身近で、東洋医学のすごさを目の当たりにしたのです。私が中学の頃、母がリウマチにかかってしまいました。リウマチは難病です。疼痛《とうつう》がひどく、夜も眠れずにしくしく泣いている母の姿をよく見ていました。

しかしある日、母はどこかで鍼《はり》治療を受け、にこにこして戻ってきたのです。一度の治療でだいぶ楽になったと言っていました。そしてその夜から突然、すやすやと眠りだしたのです。

これはすごい。これは侮《あなど》れない。それが、私と東洋医学との出会いでした。

現在でも西洋医学の医師のなかには、そういう治療に対して、「一時的に症状を抑えるだけでは抜本的な解決にならない」などと批判的な立場をとる方がいます。たしかに、その意見は間違ってはいません。しかし、さっきまで泣いて痛がっていた人が、それによって痛みが軽減し、すやすやと寝ているのです。それだけでもすばらしいことではないでしょうか？

## ◆北海道大学医学部に東洋医学の入口を発見！

医学部の学生になってからは連日西洋医学の勉強に追われていましたが、東洋医学に触れるチャンスは、意外なところにありました。北海道大学で私はテニス部に所属していたのですが、ある日の夕方、テニス部の部室の向かい側の部屋から、明かりが漏れていました。たまたま扉が開いており、何気なくのぞいたところ、そこで誰かが鍼を打っていたのです。麻酔科の医師が、興味のある市民や学生を集めて、ごくごく小規模の鍼灸の講座を開いているところでした。

興味津々で次々と質問を繰りだす私に、その先生は言いました。

「君、興味があるのなら、サークルでも作れ」

そこで作ったのが、北海道大学の東洋医学研究会です。

さらにある時、北海道大学病院のすぐ近くを歩いていたら、ちょっとおかしな店を発見しました。がらんと何もない店なのに、カウンセリングの椅子だけが置いてあり、どこからか漢方薬の匂いがするのです。いったい何を売っている店なのか見当もつきません。のぞきこんでいると、裏から愛想のないおじいさんがのそのそと出てきました。なんとそこは、知る人ぞ知る、有名な漢方薬局だったのです。

「実は北大で東洋医学研究会を作りまして」

そう言うと、

「ウチには古典とかいろいろ置いてあるから、読みに来なさい」

渡りに船とばかりその店に通い、文献を読みふけっては生薬《しょうやく》をいじり回し、漢方の勉強をさせてもらいました。

そうやって卒業までにひと通り鍼や漢方薬を学びました。とはいうものの、大学を出たばかりの医者の卵でしかない私にとって、東洋医学は趣味のようなものでした。風邪をひいた時に自分で自分に漢方薬を処方し、患者さんが「肩がこっている」と言えば、サービスで鍼を打ってあげました。

そんなことをしてもいいのか？

そう疑問に思う方もいるでしょう。鍼灸師でもないのに鍼を打つなんて、許されないのではないか、と。

実は、許されるのです。日本では医師免許を持つ人間、つまり医師は、医療行為および医業類似行為はすべて行えることになっています。つまり医師ならば誰でも鍼を打てるのですが、鍼灸の技術を持っている医師はほとんどいないので、誰も打てないだけなのです。逆に、医師免許を持たない人間は、どんなに知識があり、技術があったとしても、医療行為をしてはいけないことになっています。医業類似行為も厳密に規定されています。

最近は、鍼灸からマッサージ、アロマセラピーなど、健康に関わるサービスが充実して、多種多様になってきました。どこからどこまでが医療行為なのか、医業類似行為なのか、どんな資格のもとにどういう施術が可能なのか、改めて問い直すべき時が来ているように思います。

## ◆アメリカで鍼灸セミナーを開講

北海道大学を卒業後、縁あって大学院まで行った私は、三〇代半ばでアメリカに留学しました。今にして思えば、アメリカかぶれしていたのです。正直にいうと、研究者のはしくれとして、ノーベル賞への憧れもありました。研究テーマは当時最先端だった遺伝子研究です。主に増殖因子の遺伝子の転写を調節するシステムを研究していたのです。

ハーバード大学で連日研究を続けているうちに、こんなことがありました。

ある日技師のひとりが、寝違えて首が痛いと、憂鬱《ゆううつ》な顔をしているのです。そこで私は、「治してやろうか。オリエンタル・マジックだ」と言って鍼を打ってやりました。あっという間に、全快です。面白がって、次から次に人が押し寄せました。調子に乗ってみんなに鍼を打っていたら、評判になってしまい、ある日マサチューセッツ工科大学（ＭＩＴ）から鍼をテーマにしたセミナーをやらないかと、打診が来たのです。

最初は専門外のことだからと断っていたのですが、次第に断りきれなくなりました。そこで鍼のセミナーを開講することになって、はたと気付いたのです。私は鍼の専門用語を英語でひとつも知りませんでした。慌ててニューヨークに行き、紀伊國屋書店で探しまくり、ようやく鍼の専門書を発見して、無事セミナーを実現することができたのです。

MITで行ったその鍼灸セミナーは、大反響をよびました。

「なんでこんなに面白いことを君たち日本人は専門に研究しないんだ？」

そう聞かれても、答は見つかりません。やむをえず、

「日本人は頭が固いんだ」

と答えたところ、

「じゃ、俺たちがやっちゃうぞ！」

そう言われて、ちょっと待てよ、と思いました。

西洋医学では、治らない病気は少なくありません。治したくても治せない、そんな病気はまだまだたくさんあります。医者になって一〇年も経つと、自分が無力であることを悟り、医療の限界を実感せざるをえません。

そしてこの時、考えたのです。

今こそ東洋医学を勉強するべき時なのかもしれない、と。

いっそ、自分だけにしかできないことをやってみよう。

人のやっていないことを、やってみよう、と。

そして東洋医学と西洋医学の融合を図るため、アメリカでの研究を切りあげ、日本に戻る決意をしたのです。

◆突発性難聴が教えてくれたこと

ふたつ目の病気になったのは、この頃のことです。日本に戻り、受け入れてくれる病院を探している時のことでした。一九九五年四月一九日、目が覚めると、右の耳が聞こえなくなっていたのです。花粉症のせいで中耳炎にでもかかったかと思い、しばらく放っておいたのがいけなかったのでしょう、治療はしましたが、結局治りませんでした。診断は、突発性難聴。つまり、原因はわからない。初期治療で治らない場合は、決定的な治療法もわからないということです。

自分なりにあれこれと治療法を試してみたのですが、効きません。ひと月ほど経ったところで、大学病院の廊下で耳鼻科の医師とすれ違いました。

通りすがりに、

「調子はどう？」

と尋ねられ、

「まだ変わりません」

と答えると、その医師はこう言ったのです。

「もう治らないからあきらめてください」

きついな、と思いました。

医者はこんなことを患者に言ってるのか、と改めて患者の立場を痛感しました。私は医師ですから、こんな言葉に対しても事態をまだ冷静に受けとめられます。治療を施しても治らない状況は、医師である私には隠しようもないでしょう。しかし一般の患者さんがこんなふうに言われたら、いったいどう思うでしょう。

最初はきっと、絶望するのではないでしょうか。そして完治しないまでも何か手段や方法があるのなら、それに賭けてみようと、誰しも思うのが当たり前でしょう。このときの絶望感と希望の感覚が、今にいたるまで、医師としての私の原点になっているように思えます。

それ以来私は、ありとあらゆる相補（補完）・代替医療〈CAM〉を研究してきました。東洋医学のみならず、アーユルヴェーダやホメオパシー、フラワー・エッセンスや気功まで、勉強しました。そしてそれらCAMを利用し、西洋医学とCAM、双方の特性を生かす医療を行う現場を探しはじめました（CAMについては第一〇章で詳述します）。

当然のことながら、そんなことをさせてくれる病院はありません。西洋医学とCAMの両方を使いこなそうとする私のような医師は、どちらの領分から見ても、中途半端な存在らしいのです。西洋医学の側から見ると、呪術まがいの医療をしたがっている胡散臭《うさんくさ》い医師であり、CAMの側から見ると、西洋かぶれで理屈っぽい、頭の固い医師なのです。

私のような変わり者の医師に居場所が見つかったのは、世紀が変わってからでした。二〇〇二年、東京・渋谷にある成人医学センターで週に一回だけ、診察の場が提供されたのです。多種多様な患者さんが、私の診察を受けるために来院してくれました。三か月もすると患者さんの予約が取れない状態になり、対応するために、東京女子医大附属青山病院のあるビルの一階に現在の青山自然医療研究所クリニックを開設することになったのです。

今、私の目の前に来る人たちは、すべて私にとって教科書です。私の想像もしなかった経過で病になったり、また病から解放されたりしています。もちろんなかには解決のつかないケースもたくさんあります。そのなかで大きなキーワードになると思われるのが、この本で取りあげた〈冷え〉なのです。

# 第三章　セルフチェック——あなたはどのくらい冷えている？

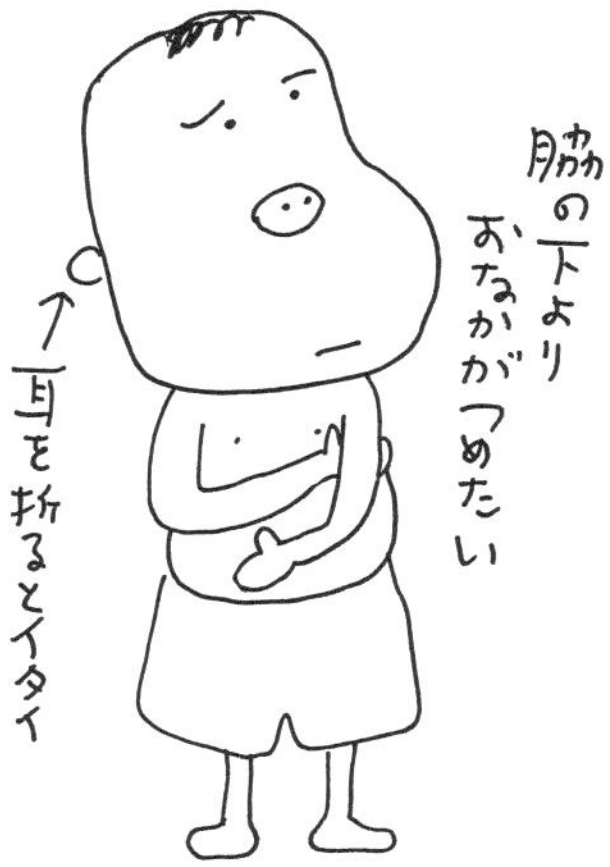
脇の下より
おなかがつめたい
耳を折るとイタイ

### 〈冷え〉のチェック

ここまで読んでくださったあなたは今、自分が冷えているのかいないのか、不安になっているのではないでしょうか？　冷えのようなものを自覚することがある人も、果たしてそれが本当に〈冷え〉なのかどうか、半信半疑ではないですか？

私の患者さんのなかには、

「手足が冷たくて、夜もなかなか寝付けません」

「一年中膝掛けが手放せません」

など、「私は冷えている」と自覚している人は大勢います。

しかしその一方で、触診しながら「冷えていますね」と私が言っても、いったい誰のことだと不審そうな顔をする人もいます。そういう人に限って、

「便秘気味です」

「午前中はどうにもやる気がおきません」

と、冷え症特有の症状を長年抱えこんでいる人が多いのです。

そう、〈冷え〉は、すべての人が自覚できるものではありません。気付かないうちに冷えきっている人も多く、そういう人ほど〈冷え〉を放置して、どんどん状態を悪くしてしまうケースが多いのです。

そこで、冷えているかどうかを自分で判断できるチェック・リストを作ってみました。当てはまるものに、印をつけてみてください。

□手足がつねに冷えていて、なかなか温まらない。
□ときおり頭痛がある。
□顔色が悪い。
□冷房が苦手だ。
□目の下にクマができる。
□ちょっと運動すると息切れがする。
□夜、熟睡できない。
□夜中トイレで目を覚ます。

□低血圧である。
□体温が低い（36度以下）。
□肩こりがひどい。
□腰痛がある。
□膝痛がある。
□下痢気味。
□便秘気味。
□疲れやすく、寝ても疲れが取れない。
□イライラしやすい。
□やる気がおきず集中力がない。
□貧血気味。
□夏でも汗をかかない。
□朝起きるのがつらい。

（女性のみ）
□生理痛がひどい。
□月経前に不快な症状が出る。

いかがですか？　ひとつでも印をつけた方は、体が冷えている可能性があります。男性であれ女性であれ、このまま冷えを放っておくと、深刻な病気を引き起こしてしまう可能性があります。

◆朝、布団の中で

もうひとつ、あなたが冷えているか否かを判断する方法をご紹介しましょう。

朝、起き抜けに、手のひらの感触で測ってください。まず脇の下に手のひらを挟みこみます。かなり温かいはずです。次にその手を、お腹の上に置いてみます。どうですか？　脇の下よりもお腹のほうが冷たいと感じたら、あなたの体は冷えています。

### ◆耳を折ってみる

自分で耳を折ってみてください。健康な人は、さほどの痛みは感じません。しかしなかには飛びあがるほど痛い人もいるはずです。この異常な痛みを感じる人は、毛細血管の末端まで血が通っていない状態、つまり冷えている可能性があります。

## 寝相が良い人は冷えている

朝、起きた時に、寝付いた時と同じ姿勢で寝ている人は、冷えている可能性があります。寝相が良いのはけしてお行儀が良いからではなく、体が冷えているからなのです。人間は寝ながらいろいろな姿勢を取り、体のこりや疲れを取ろうとします。汗や呼気によって体内の水分を発散します。体温によって布団が温められるので、その暑さから逃れるために寝る位置を変えながら、眠っているのです。

ところが冬場、体が冷えているとなかなか布団は温まりません。姿勢を変えたくて寝返りを打っても、移動した場所の布団が冷たいために、また元の位置に戻ってしまいます。それをくり返しているうちに朝になり、寝付いた時と同じ姿勢で眠っていた、というわけです。

ひんやりした布団に触れるたびに眠りは浅くなりますし、姿勢を変えたくても変えられないことがストレスになります。その結果、こういう方は何時間眠っても疲れが取れず、疲労がたまってしまうこともあります。

## 暑い夏が日本を冷やした

なぜ日本人はこんなに冷えてしまったのでしょうか？　一番最初に思いついたのは、矛盾するようですが、日本の夏の暑さです。

日本の夏、とりわけ大都会の夏は、以前には考えられないほど暑くなりました。もともと日本の夏は高温多湿ではあるのですが、三〇年ほど前までは、近年のように、気温が35度を超えるような暑さではなかったと思います。

地球の温暖化が進んでいるせいかもしれませんが、それにつれて生活習慣も変わってきました。最近はエア・コンディショナーが普及しましたし、暑さを我慢する風潮もなくなりましたから、少し蒸し暑いとすぐに冷房を入れます。この冷房が、夏の日本人を必要以上に冷やしているのです。

室内の気温を下げ、湿度を下げるために、エアコンの吹き出し口からは、信じられないほど冷たい空気が流れだします。皆さんもよくご存じのように、冷え過ぎを防ぐために温度設定をかなり高めの25度程度にしたとしても、室内の空気がその温度に下がるまでは、吹き出す空気はかなり冷たいのです。

がんがんに冷やされた室内は、暑いなかを歩いてきた身には快適このうえないのですが、そこにずうっといる人の体には、深刻なダメージになります。ネクタイにスーツ姿の男性や、外回りをしている人間にとっては適温でも、ずっとデスクワークをしている人間には、冷え過ぎと感じられます。また夏場の女性のファッションは薄着で露出部分が多いので、冷気を避けようもないでしょう。

人間の体には、実は天然の冷房装置がついています。発汗作用です。体内の温度が上がると、体は汗をかきます。汗、つまり体の表面に放出された水分は、あっという間に蒸発してしまいますが、そのとき一緒に体表の熱を奪いとってくれます。汗をかくことで人間は体の熱を下げ、適温にコントロールしようとしているのです。

当然のことながら、汗をかいた後の体表温度は、意外なほど下がっています。しかし夏場は大気の温度が高いので、皆さんはなかなかそれに気付かないようです。朝の通勤ラッシュで汗をかき、そのままエアコンの効いたオフィスに半日こもっていると、体は信じられないほど冷えきってしまいます。

二〇〇五年あたりから〈クール・ビズ〉という言葉が提唱され、オフィスでもスーツを着る必要がなくなったり、エアコンの設定温度を上げるなど種々の対策がとられるようになりましたが、私から見たところ、〈冷え〉対策としては、まだまだ。夏こそ〈冷え〉に気をつけなければならない、その状況は変わりません。

夏ほど体が冷えてしまうというのは、こういう悪条件が重なった結果なのです。

### 冷蔵庫が人間も冷やしている

昔、喉が渇いた時に私たちは、台所に行き、蛇口をひねって水道の水を飲んでいました。ところが今は、何の迷いもなく冷蔵庫を開けます。買っておいた水のボトルを取りだし、冷えている水を飲みます。蛇口からほとばしる水と、冷蔵庫で冷やされた水と。その温度差こそが、昔の日本人と今の日本人の温度差です。今や飲み水といえば、冷蔵庫で適度に冷やすものと思いこんでいる人がほとんどでしょう。

水を飲まない人も増えています。水分は水ではなく、炭酸飲料やジュース、お茶などで補う人も多いでしょう。常温でコーラを飲む人はいません。水以外のものならなおさら、冷蔵庫で冷やしたものを飲むことになります。

そうやって私たち日本人は、季節を問わず、冷たい飲み物を摂り続けることになりました。想像してみてください。体の中にどんどんと、冷たい液体が流れこんでいる状態を。胃も腸も、どんどん冷えていくばかりです。

それだけではありません。アイスクリーム、アイスキャンディー、ヨーグルト、果物などなど、間食するものはすべて冷蔵庫に保管されています。夏の間など、体に入るものは冷たいものばかりではありませんか？

本来なら人間の体はそういう寒冷刺激を与えられると、体温を維持するために呼吸数を増やしたり心拍数を増やしたりして熱の産生を高めます。ところが私たちは慢性的に冷たいものを摂りまくっているので、冷たい刺激に鈍感になり、体温は下がる一方になっているのです。

## 運動不足で体温が上がらない

体温の三割から四割は、筋肉の発熱によるものです。筋肉不足の現代人が低体温に傾きがちなのは、無理もないことでしょう。また日常的に十分な運動をしていれば、血行が悪くなる心配はありません。血液が体のすみずみまで送られ、代謝が活発になり、体温も十分維持できるはずです。ところが現代では何もかもが便利になり、人は、必要最低限の距離しか歩いていません。通勤時間でもできる運動の代表は駅の階段昇降ですが、いつもやせたいと思っている女性ですらエスカレーターを利用する姿をよく見かけます。滑稽なのは、エレベーターに乗ろうと走ってくる人です。走れる体力があったら階段を上ればいいのに。一日中デスクワークに勤《いそ》しむ人も多いでしょう。運動不足になるばかりで、血行は悪くなり、体温も必然的に下がっていると思われます。

## 現代人の宿命「食べ過ぎ、太り過ぎ」が体を冷やしている

これは食事の習慣という問題以前に、食材の変化が考えられます。

一九五〇年と二〇〇〇年の食品成分表を比較すると、食品そのものが含む栄養素が確実に減少しているのがわかります。もちろん測定方法は若干違いますが、例えばニンジンのベータカロチンの量が12分の1、セロリのビタミンCが4分の1に、減ってしまっているのです。

熱を作りだすには三大栄養素（糖質・タンパク質・脂質）の他にビタミンなどの補助栄養素が必要なのに、それが今の食品からは十分に摂れません。食材が人工栽培、人工飼育に頼らざるをえないのはわかりますが、そうやって作りあげられた食材にはどうしても、補助栄養素のみならず、本来あるべき〈気〉が薄いように感じます。そのせいもあって、現代人はある程度の栄養を摂るために、かなりの量を食べなくてはなりません。つまり食べ過ぎは現代人の宿命なのです。

日本人は倹約遺伝子を世界で二〜三番目に発現している民族といわれています。私たち

の体は、あまった栄養素は捨てずに、非常時に備えて蓄えるようにできているのです。脂肪組織には血流がありませんから、脂肪が増えれば体は冷えます。

そのうえ、一度に大量の食事をすると、人間の体は一生懸命消化・吸収しようとします。たくさんの血液が消化器系の臓器に集中します。その結果、筋肉部分に行くべき血液は減ってしまい、末端の手足は冷えることになるのです。

## シャワーじゃ体は温められない

デスクワーク中心の生活をしている分には、体はそうそう汚れません。今日はシャワーだけですませようと思う気持ちもわかります。しかしそれもまた、現代人を冷やしてしまう一因となっています。

日本人のライフスタイルは近年大きく変わりましたが、入浴方法もずいぶん様変わりしています。昔、お風呂に入るということは、湯船につかり、体を十分に温めることでした。そうすることによって全身の血行がよくなり、新陳代謝もよくなって、体温は上昇していたのです。ところが近年では「時間がない」「面倒くさい」とばかりに、夏も冬も湯船につからずにシャワーだけですませる人が増えています。汚れを落とすためだけなら、たしかにシャワーでも十分かもしれませんが、体は温まりません。湯船で体を温めることは、その日の〈冷え〉をその日のうちに解消し、体温を維持するために必要なことなのです。

## 薬の飲み過ぎ

どこかが痛い時や熱が出た時には、誰しもつらいので、痛みを抑え、熱を下げようと薬を飲みます。

しかし、前述したように西洋医学の見地から処方するほとんどの化学薬品は、同時に体を冷やしてしまいます。熱を下げる薬としていちばん代表的なものは副腎皮質ステロイドホルモンですが、これには血液を凝固させる作用もあるので血行を悪くし、よけい体を冷えやすくします。

熱や痛みがつらい時、一時的に薬を使うのは仕方ありません。しかし差し迫った症状でもないのに安易に服用したり、気休めのように長期間にわたって服用するのは、体を冷やす結果を招きます。薬によって体が冷えるとまた別の症状が出て、その症状に対する薬が必要となってしまい、さらにより多くの薬を飲むことになります。そうした悪循環を作らないためにも、薬は必用最低限の量を守ること。そして薬のいらない健康な体を取り戻すことが大切です。

### ストレスが体を冷やす

イライラしたり、悔しかったり、不愉快だったり、哀しかったり。人は皆ストレスにさらされています。そのストレスがある程度の水準を超えると、緊張のホルモン、アドレナリンやノルアドレナリンが分泌されます。敵を前にして、体が臨戦態勢に入るのです。全身の血管が収縮し、血行が悪くなり、体温も低下します。

自分が緊張した時のことを思い出してください。さーっと血の気が引いて、肩に力が入り、呼吸は浅くなり、顔面が蒼白になります。血液は筋肉付近に集中し、手足が冷たくなっているはずです。こうした状況が絶え間なく続くと、体は冷えきってしまいます。

生きていくうえで、ある程度のストレスは必要だといわれます。また人によってその状況をストレスと感じるかどうか、個人差も大きいでしょう。しかし恒常的なストレスは結果的に健康を害する可能性があるのです。

## 異常気象も一因?

近年、冬の寒さが和らいできた実感がありました。とりわけ東京に住んでいると、凍りつくような寒さを実感することが、ほとんどなかったのです。ところがここ数年は、地球温暖化の影響でしょうか、暖冬かと思っていると逆に冬場の寒波や積雪量が深刻化している地域もあります。冬の厳しい寒さを忘れかけていた都会人に、これからの冬の異常気象がどんな〈冷え〉をもたらすのか、私はそれが心配です。

私が子どもの頃、昭和三〇年代には、冬は本当に寒かったのを記憶しています。東京の下町で育ちましたが、通学途中、舗装していない道の水たまりには、毎朝薄く氷が張っていました。学校の花壇の土の部分には、すっくと霜柱がたっていました。吐く息は真っ白で、学校の教室はだるまストーブで暖められるまで、身を切られるように寒かったのを覚えています。エアコンなどない時代、家の中でも、火鉢やストーブがない部屋は本当に寒かった。子どもたちはそれでも元気に外を走り回っていましたが、大人たちは肌シャツを着こみ、股引《ももひき》をはいて防寒に努めていました。

暖房が行き届くようになったせいか、地球温暖化のせいなのか、私が大人になるにつれ、日本の冬は寒くなくなってきたように思います。サラリーマンも肌シャツや股引なんかに目もくれず、薄着のまま冬を乗りきるようになりました。

そこへきて、近年のこの世界的な異常気象です。二〇〇七年一月初旬のニューヨークはTシャツ一枚で歩けるほど温かかったようですが、中旬には一転大寒波に襲われ、連日氷点下を記録しました。

日本でも昨年は、秋になっても涼しくならない、冬になっても寒くならない。そう思っていたら、いきなり大寒波が襲来、冬だというのに台風のような低気圧が荒れ狂い、地方によっては大雪を降らせ、猛吹雪になりました。

世界的に寒暖の差が激しく、しかも予測がつかなくなっているのです。こうなると激しい温度差に、体がついていけません。暖かいと油断していると、ちょっとした寒さでも震え上がり、厳しい冷えこみのように感じます。そうかと思えば急に暖かくなり、汗をかき、その汗が冷えて体が冷えてしまったという人も多いはずです。地球の温暖化、そして異常気象が、人間をさらに冷やしているのです。

ウォーム・ビズ、大賛成です。肌シャツや股引を復活させて、防寒に努めてほしいものです。通勤電車ラッシュで汗をかき、外に出るとそれが冷えてしまう、ということもあるようです。会社や訪問先によって、暖房の強さもまた違うはず。うまく調整して、〈冷え〉を防いでください。

# 第四章　〈冷え〉はこうしてがんや病気になる

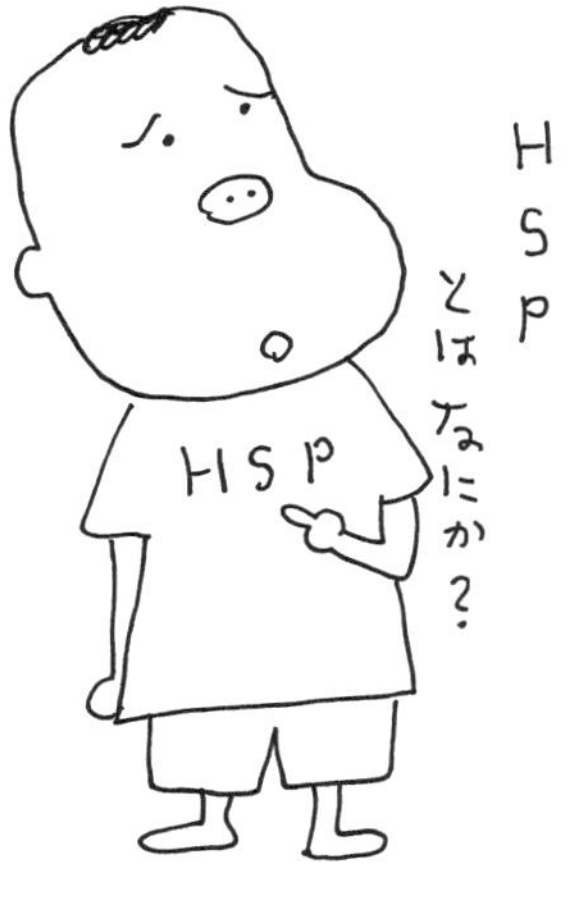

## ヒート・ショック・プロテイン――温めると体は治る！

ヒート・ショック・プロテイン、訳すと〝熱ショックタンパク質〟。

一九六二年に発見された、抗ストレスタンパク質です。まだまだ研究途上ですが、健康に関心のある方なら、ご存じかもしれません。このタンパク質についての研究が、〈冷え〉についても多くのことを示唆してくれています。

私たちの体は、約六〇兆という膨大な数の細胞で作られています。そのほとんどの細胞が、タンパク質からできています。その細胞に高熱を加えると、細胞内のタンパク質は損傷を受けます。そして同時に細胞内には、ヒート・ショック・プロテイン（ＨＳＰ）というある種のタンパク質が生まれます。このＨＳＰというタンパク質には、損傷を受けたタンパク質を元通りに修復する働きがあるのです。つまり、高温という刺激を受けると細胞はその分ダメージを受けますが、同時にそのダメージを修復するための成分も生みだしていたのです。

その後研究を重ねるうちに、高熱（ヒート・ショック）だけでなく、疲労、感染、血管の梗塞、虚血状態、紫外線など、さまざまなストレスによっても、損傷を受けると同時に、それに対抗するタンパク質が生成されることがわかりました。そして最も効率よくHSPが生成されるのは、やはり最初に発見された、高熱という要素であることが明らかになりました。

さらに綿密に調べた結果、体温よりちょうど2度くらい高いところで活発に合成される60キロダルトン、70キロダルトンくらいのタンパク質にもっとも顕著な抗ストレス作用があり、細胞を修復する能力もかなり高いことがはっきりしました（ダルトンはタンパク質などの質量を表す単位）。加わる温度によって、さまざまなHSPが生まれますが、これより高温でも低温でも、抗ストレス作用は低くなってしまうのです。

またHSPはどんな種類の細胞異常にも対応することができる、きわめて順応性の高いタンパク質です。発生時の刺激から生まれたダメージに対応するだけでなく、それ以前に存在していた細胞内の不良タンパクを見つけだして、修復してくれます。さらに、あまりに細胞の損傷がひどくて修復できないと判断すると、その細胞を死に導いてくれます。こうした働きを〝アポトーシス〟といいます。変形してしまった細胞を残しておくと、がんなどの病気のもとになるからです。

このHSPを実生活に応用すると、こうなります。例えば関節が痛い時、その患部を体温よりも2度くらい高いもので温めるとHSPが生成され、痛みを根本的に和らげてくれるのです。痛みを誘発していた関節内の異常を感知し、それを修復しようとする働きがあるのです。

日本には昔から、湯治《とうじ》という習慣がありました。大昔から「温める」ことは痛みを和らげ、患部を治すといわれてきましたが、この発見により、そのシステムが解明されたのです。

この発見には、大きな意味がありました。HSPに細胞修復能力があることを前提に、さまざまな症例に対して〈温める〉という治療が試されるようになったからです。その結果は、劇的なものでした。あらゆる症例において、温めるという治療はポジティブな効果を生んだのです。

手術をするのも難しいといわれていた末期がんの患者さんが、患部を温めることによって進行を食いとめ、無事に手術を受けることができ、体力を回復した例がいくつもあります。予想もつかなかったほどの延命効果が出た例もありました。

アトピーに苦しんでいた人が、体を温めることによって症状が軽くなったという報告も相次いでいます。高血圧や糖尿病などの患者さんも、日頃から腹部を温めるようにするだけで、症状が改善される例が多いようです。

温めるだけで症状が緩和されるこうした事実を見るにつけ、改めて実感されるのは、〈冷え〉の怖ろしさです。ＨＳＰの発見は逆に、〈冷え〉がどんなに怖ろしいものかを、私たちに教えてくれているのです。

## 〈冷え〉はあらゆる病気の入口です

自分が凍えている状態を、想像してみてください。

背中を丸めて自分の腕で体を抱きしめ、なんとか暖を取ろうとするでしょう。肩に力を入れて、それでもがたがたと震えてしまうかもしれません。異常な低温は人間の体にとって強烈なストレスですから、体はそれと闘うべく、臨戦態勢に入ります。全身の筋肉が緊張し、血管は収縮します。血管が細くなるので血行が悪くなり、その結果手足はさらに冷たくなります。

〈冷え〉とは、このような体の緊張状態が長く続くことを意味します。本人は意識していなくても体はつねに〈冷え〉と闘っていますから、気がつくと肩がこっていたり消化不良になっていたりするのです。第三章で〈冷え〉のチェック・リストをご紹介しましたが、すべての項目が〈冷え〉による体のダメージです。なかには、これらの症状と〈冷え〉がどうつながるのか、不審に感じる方もいるかもしれません。しかし〈冷え〉は実際に、ありとあらゆる病気の入口になっているのです。

〈冷え〉が生みだす代表的な症状は、肩こり、頭痛、腰痛、生理痛などです。めまい、耳鳴り、吐き気、手足のしびれを感じたり、下痢や便秘、消化不良など消化器系のトラブルも発生します。さらに不眠、不安、イライラなど、精神的な症状を呈する人もいます。

このような体の不調に気付いた時、まず体を休め、十分に温かくして体の〈冷え〉を取れば、たいていの場合、症状は緩和します。体を温める方法は第九章で後述しますが、さまざまなノウハウを生活習慣に取り入れ、基礎体温を高くして〈冷え〉を日常から追放することができれば、上記のようなトラブルが大病になってしまうことはまずないでしょう。

いま挙げたような不定愁訴の原因が〈冷え〉だと気付いている人はまだまだ少ないはずです。忙しさにまぎれて原因などに頓着しないまま日々を過ごす人がほとんどでしょう。その結果、積み重なった〈冷え〉はより深刻な病気を引き起こしてしまうのです。

### 体温の決定権は自律神経にあり

そんなに大事な体温を、いったい何が決めているのでしょう？

体の中の酵素がもっとも活発に働くのは、体温が38度の時です。消化器系も循環器系も、その体温のもとでもっともスムーズに活動し、体は健康を保つことができます。体温を最適な水準に保つために、私たちの体はつねに、体温調整をしているのです。

体温調整を担当しているのは、自律神経です。

私たちはふだん、意識しないまま呼吸したり心臓を動かしていますが、それが可能なのは自律神経のおかげです。呼吸・血圧・発熱など、ありとあらゆる生命活動の調整を自律神経が行ってくれるおかげで、私たちは無意識のまま、生きていられるのです。

自律神経はその活動を、交感神経と副交感神経の二種類の神経によって調整しています。

心臓の動きを早くしたり、血圧を上げたり血流を上げたりして酸素を体のすみずみに送り、活動に備える働きをするのが、交感神経です。逆に呼吸を深くして心臓の動きをゆっくりと遅らせ、体をリラックスさせるのが、副交感神経です。状況に応じて交感神経と副交感神経を使い分けて、自律神経は体の内部を調整しています。

大まかにいうと、体が活発に動く昼間には交感神経が働き、ゆっくり休む夜には副交感神経がとってかわります。交感神経と副交感神経は互いにバランスをとりながら、体内を調整しているのです。

体温は主に血流によってコントロールされます。食事をすると、食べたものは胃や腸で消化・分解され、肝臓で熱エネルギーに変換されます。熱エネルギーは血液によって、全身の細胞に送りこまれるのです。

また運動をすると筋肉においても熱が作られ、それも血液によって全身に送られます。血行がよければ自ずと体温が上がり、血行が悪くなると体温は下がるのです。血管を広げたり血圧を上げたり、体温調整のために自律神経はつねにさまざまな微調整を行っています。

## 体温が下がるメカニズム

オーケストラの指揮者さながら、体全体のバランスを見ながら体温を調整している自律神経ですが、ときに、体温をコントロールできなくなることがあります。実はそれは、私たちの責任。私たち自身が、自律神経よりもこちらの都合を優先させてしまうことに原因があります。

仕事をしている間は交感神経の緊張が続き、血管が収縮して血流が滞りがちになり、全身に循環する血液量が減って、体温は上がりません。仕事が忙しく、キリキリしながら一心不乱にデスクに向かい、対人関係や仕事の成果に一喜一憂し、睡眠不足が続いていると、こうした交感神経の緊張が続いてしまいます。ふつうならある程度緊張が続くと、体は疲れを感じてSOSを発し、自律神経は回復するために交感神経を休ませ、副交感神経を前面に押しだします。それによって体はリラックスし、体温も次第に戻るのです。

ところが私たちは、疲れを感じて休みたいと思っても、体の声を無視してさらに頑張ってしまいます。交感神経優位のまま、残業を続けたり遊びに出かけたり。あなたも身に覚えがありませんか？　多少の無理や頑張りは利くでしょうが、しかし、体は疲れています。血行が悪く低体温のまま、手足は冷え、内臓諸器官も冷えきったままです。仕事に遊びに忙しく動き回っている人間は活動的で体温も高い印象ですが、実は手足まで冷えきった、低体温になっている可能性のほうが高いのです。

しかし、だからといって怠け者のほうが体温が高い、とも言いきれません。緊張や興奮は体に悪い、とばかりにいつものんびり、だらーっと生きていても、体温は下がります。副交感神経が優位になると血管が拡張するので、大量の血液が血管内に滞り、血行が悪くなってしまうのです。緩み過ぎもまた、低体温の原因となります。

## 体温が下がるということの本当の意味

患者さんに「冷えていますね」と言っても、「そうですか」と、聞き流す人がほとんどです。〈冷え〉なんて病気のうちにも入らない、たいしたことないさ、と、あまり真面目に受けとめてくれないのです。しかし〈冷え〉は、体全体に影響をおよぼす深刻な症状です。特に男性諸氏に申しあげたい！　〈冷え〉を軽んじないでください。〈冷え〉は女性や子どもがかかる風邪のようなもの、ではありません。あなたもその体の中に抱えているかもしれない、病気の卵のようなものなのです。いや、埋めこまれた時限爆弾のようなものかもしれません。

体温が低いのは、血流が滞ってしまった結果です。血流が悪いということは、十分な血液が体のすみずみまで送りこまれないということ。必要な栄養分や酸素は血液が送っているのですから、新鮮な血液を十分に受け取れない体の各所は、パニックに陥ってしまいます。まともに機能できません。当然、熱を産生することもできません。熱が産生できないと低体温になり、必要な酵素の働きは期待できなくなります。タンパク質の合成や分解、代謝をすることもできません。代謝によって生成された老廃物を肝臓や腎臓に運びこむこともできなくなります。毒素がその周辺に残ることになりますから、さらに細胞の機能は低下します。

肝臓・腎臓のトラブル、糖尿病、動脈硬化、高脂血症など、ありとあらゆる疾患の原因が、ここにあります。残念ながら、その因果関係を証明せよと言われても、現在のところ、必要なエヴィデンス（実証）を提出することはできません。ですが病態生理をよく考え、自分の医学的な経験を集約すれば、〈冷え〉が多くの疾患の入口になっていることがわかります。

オオカミ少年、と言われてもかまいません。私は〈冷え〉が怖ろしいものだということを、言わずにいられないのです。

## 子どもたちのアレルギー

今、世の中には、冷えきった子どもたちがたくさんいます。その結果、子どものアトピーが年々増加しています。〈冷え〉はアトピーの原因になっていると、私は考えています。

食事をして口から入った食べ物は、胃で消化され、腸へと運ばれます。確実に分解されてアミノ酸にしてから肝臓に運びこまれ、熱エネルギーとなるのです。しかしこの時、分解されずに肝臓に運びこまれてしまったら、どうでしょう？　自分のタンパク質に還元されていないので、異種のタンパク質が入ってきた時の反応、つまり抗原抗体反応が起こります。今現在の段階では、これは仮定にすぎませんが、アレルギーというのはこうして起こるのではないかと私は考えています。

直接の原因は、腸が冷えていることにあります。アイスクリームや冷たい飲み物などによって冷えきった腸が、食事で入ってきた食べ物をきちんと消化・吸収、さらに解毒できないことが、アレルギーの原因になっているのです。

起こった反応が、どこに出るかによって、発現する病気は違ってきます。アトピー、喘《ぜん》息《そく》、腎臓病や膠原病など、免疫にからんで起きる病気はことごとく、腸の〈冷え〉に原因があるのかもしれません。

近年よく見られる〝キレる〟子どもたちも、もしかしたら〈冷え〉が遠因になっているのではないかと、私は考えます。

## がんも〈冷え〉から

医師の石原結實《ゆうみ》氏は、がんとは、冷えからくる血液の汚れが原因で起こる、体が生きのびるための生体反応だと主張しています。

「瘀血を放っておくと、さまざまな病気が生じます。

（中略）老廃物だらけの汚れた血液が全身に回ると、どうなるでしょう？

あちこちの細胞が傷み、さまざまなトラブルが生じることになります。

細胞が傷んでは大変ですから、体の中では、血液の汚れから細胞を守ろうとする反応が起こります。たとえば、じんましんや湿疹、アトピーなどの発疹、気管支炎や膀胱炎などの炎症、動脈硬化や高血圧、血栓、結石、ガンなどもそうです。これらの病気はすべて、『体をきれいにしよう』という自然の反応なのです」

「西洋医学では、病気になると、悪い部分を手術で切除したり、薬で症状を抑えようとします。病気になった原因より、病気の結果に対して処置を施すやり方は、東洋医学からすれば『木を見て森を見ず』ということになります。

発疹や炎症、動脈硬化、血栓などをどんなに薬で抑えても、血液の汚れはそのまま、あるいは時間の経過とともにさらにひどくなる可能性があります。そうなると、血液に残された浄化方法は『一カ所に汚れを固める』と『出血』の二つしか残されていません。

この二つの方法が具現化されたものが、ガンなのです。

血液の汚れが一カ所に固められたものがガン腫であり、ガンになると、喀血《かっけつ》（肺ガン）や吐血（胃ガン）、下血（大腸ガン）、血尿（腎臓ガン、膀胱ガン）、不正出血（子宮ガン）

などが起こります。これらの出血は、ガンが必死に浄血を行っているあらわれです」

（石原結實著『石原結實の「体温革命」』主婦の友社、二〇〇四年）

私は、これはひとつの面白い考え方だな、と思っています。第二章でお話ししたように、血液の汚れを招く原因のひとつが、〈冷え〉であり、〈冷え〉が自然治癒能力を阻害してしまうのも、事実だからです。

## 不妊も〈冷え〉から

子どもができなくて悩んでいる人は、とりあえず自分の体を温めることから始めてください。私のクリニックには不妊の相談に来られる方もいます。私はそういう方の治療をまず、温めることから始めます。同時に漢方薬も処方します。

漢方では、生殖能力というのは五臓のなかの腎気《じんき》が担っています。腎気というのは親からもらう先天の気と食べたものから得られる後天の気でなりたっており、この腎気から気をどんどん送りこまなければ、子どもはできないといわれています。内臓が冷えていれば当然、気は作れません。徹底的に温めることから始めるのは、そのためです。

不妊治療には時間がかかる、場合によっては何年もかかるというのが通説らしいですが、私のところでは一、二年の後にはほぼ確実に子どもができます。もちろん、パートナーである男性の検査など、必要最低限の条件は満たしたうえでの話ですが。なかなか不妊治療の効果が出ない、という方には、とりあえずお腹を温めることをお勧めします。

## うつも〈冷え〉から

〈冷え〉が心にも大きな影響を与えていると言ったら、あなたは眉唾《まゆつば》だと思われるでしょうか？　それとも、腑《ふ》に落ちる話だと、納得していただけますか？

日本には確実にうつ病患者が増えています。マスコミなどによってうつ病という疾患が公然と認知されたことが大きいでしょう。社会全体の構造が複雑になり、不景気が続き、物騒な事件が頻発しています。経済的にも精神的にも安心材料は少なく、「明日は今日よりもよくなる」と、未来に夢を持てる社会情勢でもなくなりました。こうした状況のなか、うつ病になる人が多いのも無理はありません。

ですが私から見ると、体を温めるだけで良くなりそうなうつ病患者が、たくさんいるように感じます。次章で触れますが、〈冷え〉は心の病気も引き起こします。ストレスが引き金になって交感神経が緊張し、体温は低下します。冷えきった体は、それ自体が新たなストレスになるのです。〈冷え〉とストレスの悪循環が生じ、出口のない状態です。

私が診たうつ病の患者さんたちは、ほぼすべての人が体に〈冷え〉を持っていました。〈冷え〉はうつ病の原因のひとつです。これもまた、医学的論拠に欠ける発言で申し訳ないのですが、やはり私が経験的に実感している事実です。

# 第五章　心も冷える！

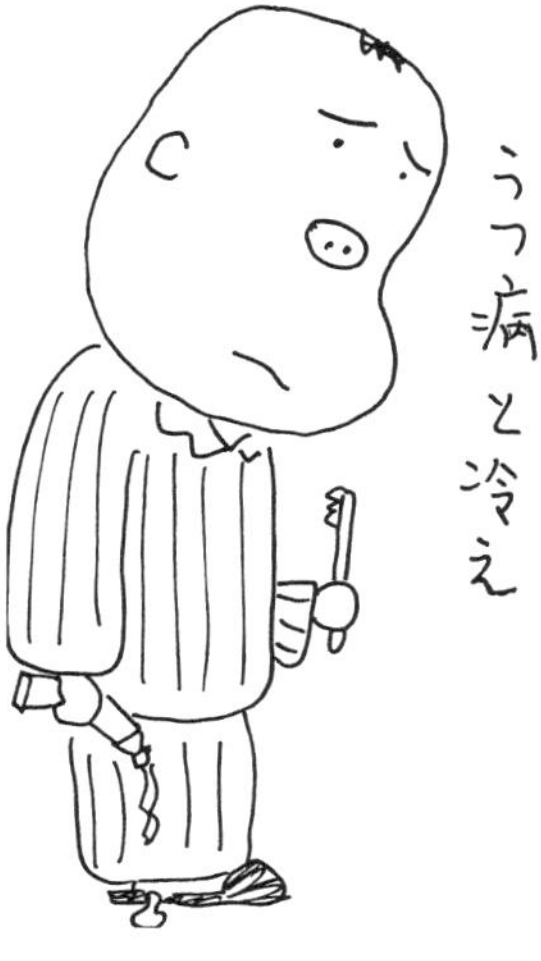

◆ケース1

四〇代の男性でした。診察室の椅子に座るやいなや、私に向かって、こう言うのです。

「なんだかそのメガネ、気に入らないな」

ニコリともしません。初対面の私に、きわめて挑戦的な態度です。いやはや、いろんな患者さんが来ますが、なかにはこういう御仁もいます。話を聞いてみると、こうでした。

六年前、人間ドックで初期の食道がんが発見され、手術で切除。その後抗がん剤を投与して経過を見てきましたが、五年を経過した時点で転移や再発は見られず、主治医は治療を打ち切りました。しかし彼自身は、何かしていないと落ち着かない。不安で仕方ないのです。以来、がんの再発を防ぐ方法を求めて、首都圏のみならず、日本各地の病院に足を運んでいるといいます。典型的なドクター・ショッピングです。

病名は、あえていうなら、心の冷え症です。医師はその人を喜ばせるつもりで治療を打ち切ったのですが、その患者さんは見捨てられたと考えてしまったようです。いや、頭ではわかっていても、気持ちがついていかなかったのかもしれません。死への恐怖、医療への不信、未来への不安が原因で、その人の心はこちこちに冷えきっていました。表情は硬く、眉間にはシワが張りついていました。

◆ケース2

三〇代の男性が、青い顔でやってきました。見るからに真面目そうな好青年です。朝の通勤途中、きゅーっとお腹が痛んで、週に三回は駅のトイレに駆けこむといいます。特に大事な会議のある日や、苦手な上司と顔を合わせなければならない日は必ずといっていいほど、催してしまうのだとか。いつ緊急事態になるともしれないので、特急電車や快速電車には乗れず、各駅停車の常連です。通勤途中のすべての駅のトイレの場所を知っているといいます。病名は、〈過敏性腸症候群〉。現代サラリーマンに多い病気です。この症状の原因は、ほぼ一〇〇パーセント〈冷え〉です。お腹が冷えているのです。そしてその〈冷え〉を引き起こしているのは、過度の緊張という、心の〈冷え〉です。また腸管の血流が少なくなっていることから、リンパ球の数も確実に減っています。他の疾病が起きやすくなっていますから、その前に体も心も温めて、治しておきたいものです。

◆ケース3

五〇代の男性が、網膜からの出血を訴えて来院しました。すでに眼科で治療を受けたのですが、原因を特定できず、対症療法としてステロイド剤を処方しているといいます。症状はいっこうに治まらず、このままではステロイド剤の副作用で緑内障や白内障になりかねない、と不安そうでした。私のクリニックでは、診察に一時間かけます。病歴や体質を聞きだすついでに、生い立ちや家庭環境などもじっくりと聞いていきます。すると、その人の心理的な背景が、次第に見えてくるのです。この男性の場合は幼い頃に両親が離婚しており、以来、家庭的な温かさを知らずに育ったようでした。成長してからも自分がつねに迫害されているという被害者意識を持っていたようです。学生時代も会社員になってからも、「自分は要領が悪くて損ばかりしている。うまく立ち回るヤツらばかりがよい目を見て、先生や上司は自分の真価を認めてくれない」と、プライドが高いわりに実力を評価されず、そのギャップに苦しんでいたようでした。私は、彼の心の状態が目のトラブルの原因であると考えて、毎月一回、カウンセリングを続けました。また補助的に、第一〇章で後述するホメオパシーのレメディ（ホメオパシーの薬）を処方しました。やがて半年を経過した頃、本人に確認すると、網膜からの出血は全治した、とのことでした。その人は目のことなど、もう忘れていたのです。その後も一年近く、毎月毎月私と語り合いながら、心の〈冷え〉を治しました。今では体もすこぶる快調、とのことです。

## 体が冷えれば心も冷える

東京女子医科大学附属青山自然医療研究所クリニック。長い名前ですが、ここが私の診療所です。日本の大学病院で初めて、統合医療の診察を行う施設としてスタートしました。患者を全人的に診療し、相補・代替医療もフルに活用して、真の意味での患者本位の医療を目指しています。

ここには、ありとあらゆる病気の人が訪れます。悪性腫瘍の人、不妊症の人、喘息やアトピーの人、うつ病の人もいます。

西洋医学と相補・代替医療、両方の視点から、私は患者さんと相対します。初診の時にその人が自己申告した病名がなんであれ、先入観の無い状態で、患者さんと向き合うのが私のモットーです。

そこで私が痛感するのは、〈冷え〉は諸悪の根元だ、ということです。がんの人もED(勃起不全)の人もうつの人も、ほとんど全員の体は、冷えています。身体的な病気の人の体が冷えているのは、まだわかります。しかし心の病の人も、体は冷えきっているのです。

そしてもうひとつ、確信しました。心と体はつながっているということです。

体が冷えることによって、心まで冷えてしまう人がいます。肉体的な〈冷え〉からうつ病になったり、精神的に不安定な状態になってしまうケースは少なくありません。

心が冷えてしまったことで、体まで冷えてしまう人もいます。ストレスが体を冷やしてしまうように、強い不満や怒り、情緒不安定が原因で身体的疾患を招いてしまうのです。

ニワトリと卵の関係のように、体が冷えれば心が冷え、心が冷えれば体も冷えます。どちらにしろ、冷えて凍《こご》えて固まってしまっては、良いことはひとつもありません。

もちろん、それを医学的に証明しろといわれても、すぐにはできません。体調が悪くて医師の診察を受け、その医師が「あなたの不調は夫婦関係が原因です」と断言したら、患者さんは怒るでしょう。うつの患者さんに「とにかく体を温めなさい」と言っても、何を言ってるんだと思われるのがおちです。そういう意味では、実にいいかげんなことを言っていると思われても仕方ありません。しかし私は、生半可な精神論でお茶を濁そうとしているのでもなければ、信仰心で病気を治そうとしているわけでもありません。これは、医師としての私の経験から実感していることなのです。

うつ病の患者さんでも、体を温めるだけで症状がかなり軽減する人がいます。がんや不妊症など体の不調も、ストレス源を取りのぞき、温かい心を取り戻すことで、改善されることがあるのです。

## 冷たい心と温かい心

心が冷えているというのは、冷たい人間という意味ではありません。心の〈冷え〉とは、心の機能が低下している状態をいいます。体の〈冷え〉が体中の筋肉を強張《こわば》らせてしまうのと同じような影響を、心は受けます。

喜怒哀楽など、本来の自分の感情を認めることができない。自分の感情を表現することができない。怒りや哀しみなど、特定の感情に囚われている。異常な緊張状態が続いて、こり固まってそこから抜けだせない。他者から肯定されたい、愛されたいのにそれが果たせないために、逆に攻撃的になってしまう。……などなど、心の〈冷え〉はさまざまな形を取ります。本来なら血が通って温かく、柔らかくあるべき心が鉛の玉のように冷たく固まってしまうのです。

私が診たところ、人一倍真面目な人ほど、心は冷えやすいようです。現代は何から何までマニュアルで縛られていますから、そのなかで生きていると、あれをしなければならない、これもしなければならない、と、かなり窮屈です。そこで、「やーめた、バカバカしい、やってられないよ！」と、放りだせる人は、心が冷えません。ところがいつまでも義務を果たそうと努力する真面目な人は、自分の感情を殺し続けるので、心が冷え固まってしまうのです。できない自分を許さないと同時に、他人をも許せません。同様に、人一倍他人に気を遣う人、周りに合わせようと一生懸命な人ほど、緊張状態が続いて、自分の感情や感覚を犠牲にしてしまうことが多く、結果的に心が冷えてしまう人が多いのです。

## 働き盛りのがんは心の〈冷え〉から？

今、日本は、高齢化社会を迎えました。女性も男性も七〇代、八〇代はまだまだ老境の入口とばかりに、元気いっぱいのお年寄りがたくさんいらっしゃいます。しかしその一方で、四〇代、五〇代の壮年期に病を得てしまい、早々とこの世を去っていく方たちもまた、多いのです。この差はいったい、どこから来るのでしょう。

簡単に答は出せませんが、ただひとつ、私にもわかることがあります。病気と心は密接な関係にある、ということです。

病気になってしまった人たちは、心が冷えてしまいます。病気の先にある死を見据えて、死への恐怖と闘うからです。また死にいたるまで痛いのではないか、苦しいのではないかという恐怖もあります。それらの恐怖と闘うために精神的に緊張し、交感神経にスイッチが入ってしまうので、体はどんどん冷えていきます。体が冷えてくれば免疫力も低下し、さらに病状は悪化してしまいます。

心が冷えてしまった人は、体も冷えてしまいます。大きなストレスがかかった時には交感神経系が優位になり、緊張のホルモンであるアドレナリン、ノルアドレナリンが分泌されます。その受容体が顆粒球にあります。

白血球には顆粒球、リンパ球、単球などの種類があり、顆粒球は細菌などをたべて処理し、リンパ球は抗体などを産生してウイルスなどを攻撃するほか、免疫記憶などにも関与します。がん細胞を攻撃するＮＫ細胞はリンパ球のひとつです。
顆粒球は壊れる時に必ず活性酸素を出します。それによって健康な細胞が傷つけられてしまいます。また冷えている状態はリンパ球の機能を低下させ、数も減少させます。感染症も起こりやすくなり、細胞の機能が低下しますから、その結果、ありとあらゆる病気にかかってもなんの不思議もありません。

これは経験的に私が感じていることなのですが、三〇代、四〇代、五〇代でがんを発症する人の場合、精神的に重大なストレスを抱えている人が多いようです。その精神的ストレスが働き盛りのがんの原因に、少なくとも遠因にはなっていると、私は考えています。

若くしてがんになった人の話を聞いてみると、仕事のストレスのみならず家庭内のストレスもかなりのものを抱えています。そうしたストレスを受け流してしまえれば、がんにはならないのかもしれません。若くしてがん患者になる人は、そうしたストレスに直面して、真面目に悩んでしまう性格の持ち主が多いように感じます。

## ストレスと病気のメカニズム

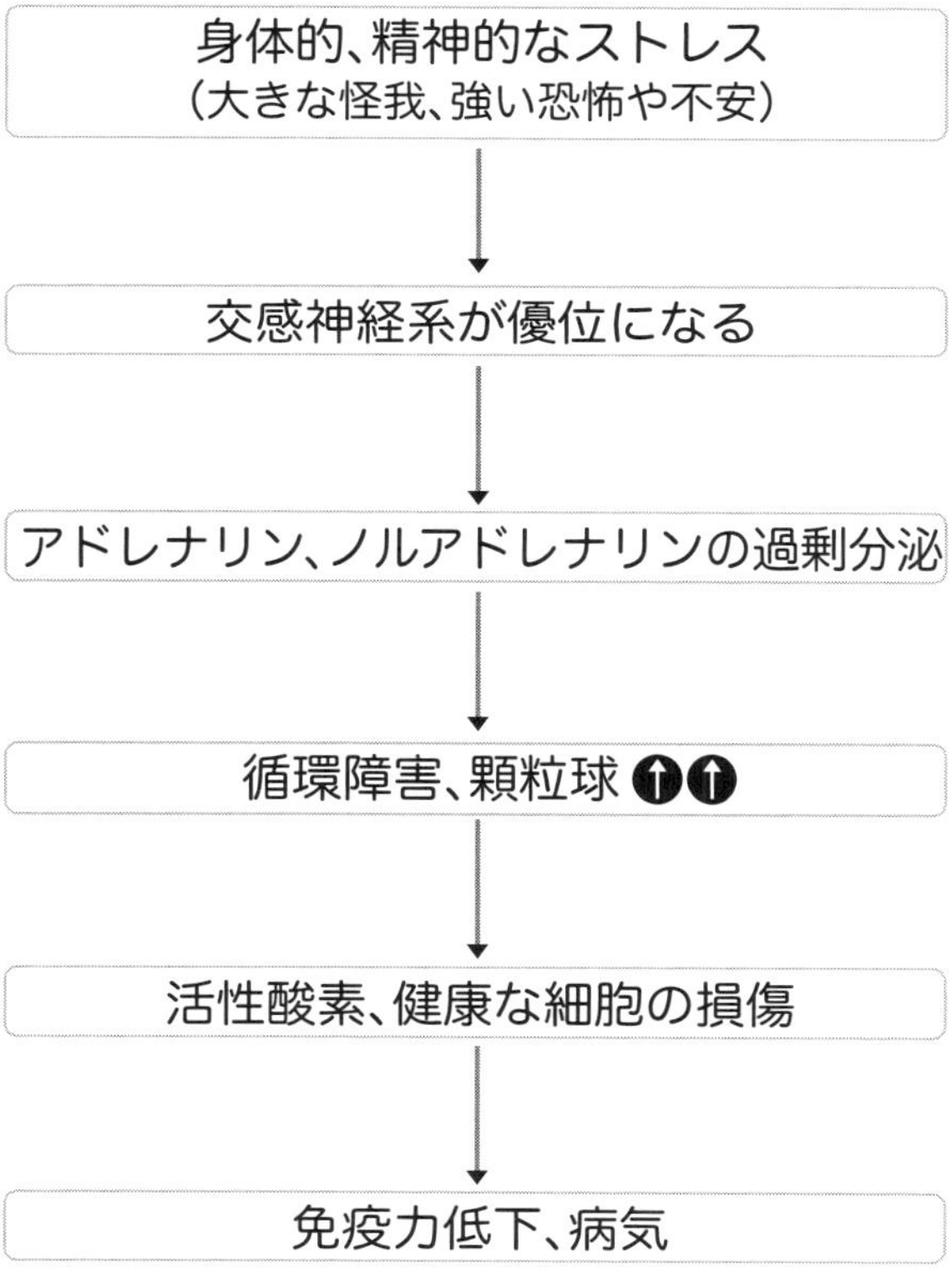

もっとも現時点での私は前述の通り、この仮説の論拠を持っていません。多くの患者を診てきた医師の第六感として、お話しした次第です。

## 心の〈冷え〉の温め方

話を聞く。それだけでいいのです。

心が冷えてしまっている人に、私がまず最初にやることは、徹底的に相手の話を聞くことです。相手と正面から向かい合い、相手の言い分をすべて受け入れます。体調まで悪くしている人には、病気になってから体がどう変化し、自分はそれをどう感じているのかを聞きます。そしてこれからどうしたいのかを聞きます。理路整然と話さなくてもいいのです。その患者さんが話したいことを話したい順番で聞いていると、その人が何に傷つき、何を求めているのかが少しずつわかってきます。そして話を聞き終わると、それだけで、その患者さんの表情は驚くほど和らいできます。心にも体にも、温かい血が通いはじめたのが感じられます。

私のところに来る人は、がんなどの難病にかかって万策尽きた方も多いのです。そういう人が家族や友人、パートナーに自分の病気について語っても、ほとんどの場合、何も解決しません。親や兄弟、また妻や夫は、患者さんを励まそうとして「頑張ってね」と言ったり、「大丈夫だよ」と言う人が多いようですが、言われる人にとってはつらいものです。

専門的知識のない人間に「頑張ってね」と言われると、「こっちはもうずっと前から頑張ってるんだ！」「頑張ったって治らないんだ」と、腹が立ちます。なんの根拠もないのに「大丈夫だよ」と言ってもらっても、嬉しくもありがたくもないのです。もちろんその言葉には愛情がこもっているのでしょうが、病気で心が冷えている人間にとっては、すんなり飲みこめる言葉ではないのです。

思う存分話したいことを話してもらい、次に私がすることは、ありとあらゆる治療方法を提示することです。がん末期で、一般の病院で医師に「あとは緩和措置しかありません」とさじを投げられた患者さんに対しても、私が必ず口にするのは、「方法はまだまだ、山ほどありますよ」という言葉です。

実際に、どんな病状の方にも、今現在の苦痛を取りのぞくために、とるべき方法は山ほどあります。

まず、体を温めること。湯たんぽで患部を温めることから始めてください。ゆっくりとお風呂に入って、体全体も温めてください。それだけで、気持ちが落ち着くはずです。ほっとします。駄洒落《だじゃれ》で恐縮ですが、HOTは〝ほっと〟に通じるのです。体が温まることで代謝がよくなり、病気に立ち向かうための基礎体力も徐々に上がっていくはずです。

次に、人によっては生活そのものを変える必要があります。心の〈冷え〉を招いていた交感神経の緊張を解かなくてはなりません。働き過ぎの人は仕事を減らし、趣味の時間や睡眠時間を増やすことです。三食きちんと、栄養バランスのとれた食事を摂ることも必要です。規則正しい生活は自律神経の乱れを正し、心身を健康にしてくれます。

そしてもっとも重要かつ効果的なのは、悩みをなくすことです。それが無理なら、せめて悩みを減らすこと。難しい問題ですが、避けて通ることはできません。ひょっとしたらその悩みを解決しないかぎり、あなたは一生〈冷え〉やそれに付随する体のトラブルから、解放されないのかもしれないからです。

がんにかかっても、抗がん剤や放射線を拒否してさまざまな健康法に挑戦し、がんを克服してしまう人は現実に存在します。健康食品の謳《うた》い文句などで紹介されている話のなかには、本当のこともあるかもしれません。がんというのは神出鬼没で、精神状態に左右されやすく、自然退縮してしまうケースもないわけではありません。

## 〝奇跡的回復〟はどうすれば起こるのか

余命半年を言い渡されたがん患者からがん組織が消え、一〇年以上元気に暮らしている。寝たきりで起きあがれなかった患者が、起きあがって普通の生活をしはじめた……。そんな奇跡は、現実に起こっています。

いったいどういう経過で〝奇跡〟が起こるのでしょう？　いろいろな可能性が考えられますが、いちばん可能性が高いのは、リンパ球の活躍です。病気が発覚したことがきっかけでストレスの多い仕事から解放されたり、仕事や私生活の悩みが解決することによって交感神経の緊張が緩み、副交感神経が優位になってリンパ球が活躍した結果、病状が劇的によくなったのではないかと考えられるのです。つまり奇跡を起こすのは、体ではなく心の領域なのです。

簡単に解決できるくらいなら、悩みとはよばない。すぐに解消できる悩みなら、病気になんかならない。たいていの人はそう言うでしょう。

　ですが、病気にかかったことをきっかけに、人生を見直すことはできます。病気は、人生をリセットするチャンスでもあるのです。仕事第一に考えてきた自分を顧みて反省し、これからは家庭やプライベートな時間を充実させようと決めた瞬間から、その人の免疫力は変わります。病気を得たことから人生の残り時間に思いいたり、これからは前向きに、悔いのない生き方をしようと意識しはじめた時から、白血球の数は増加しはじめます。病気になり、予想以上に家族が心配してくれたり、知人が見舞いに来てくれたりすることで心が温められ、とたんに血圧が安定し、症状が改善されることもあります。病気になった時にその人が何を見て何を考えるか、それによって病気の治り方は変わってくるのです。

　考え方をちょっと変えるだけで病気が治るなんて、そんなことあるはずがない。と、思うからこそ、起こった時それは奇跡になるのです。もちろん、私も医者です。理論的になりたたない奇跡を、治療するうえで当てにすることはできません。ですが心と体の密接なつながりを実感している以上、その可能性をまったく否定するわけにはいかないのです。

## 心の免疫力を高めよう

ここ数年、〝泣ける〟というキャッチフレーズが頻繁に使われていることにお気付きでしょう。登場人物がやたらと泣き、見ているほうも滂沱《ぼうだ》の涙を流すことで、韓流ドラマが一大ブームになりました。しかしその前から日本では、映画でもドラマでも小説でも、エモーショナルでドラマチックでロマンチックな、泣かせる作品が大人気なのです。

私はこの傾向を、実に喜ばしいことだと思っています。身も心も冷えてしまった日本人が、無意識のうちに〈冷え〉を取りのぞこうと、そういうものを求めた結果ではないかと考えています。物語に入りこみ、感情を揺さぶられ、感極まって泣いたり、笑ったりする。それはまさに、心の免疫力を上げるには最高のエクササイズなのです。

一度、試しに泣いてみてください。感情が高まるにつれて、呼吸が深くなり、血行がよくなります。ひとしきり泣いた後は身も心もすっきりして、一種のカタルシスを感じるはずです。それまで心の片隅に巣くっていたもやもやは姿を消し、晴れ晴れとした気分になるはず。新陳代謝が促され、体も軽やかに感じませんか?

いたずらに感情的になったり、感情を他人にぶつけるのは大人げない行動です。しかし人間はその感情を抑制しきれる生き物ではありません。理性的に、適度に感情を吐きだす時と場所が、人間には必要なのです。ところが職場や家庭における人間関係がうまくいっていないと、そうした心の新陳代謝がうまくいきません。いわば、心の血行が悪くなっている状態です。心もそうやって次第次第に冷えていきます。

たまたま流行《はや》っているので〝泣く〟ことをお勧めしましたが、もちろん他にも心の免疫力を上げる方法はいくらでもあります。笑ったり怒ったり、感動の種は探せばいくらでも存在するのです。

例えば、本を読んでみてはいかがでしょう。映画を見たり、ビデオを鑑賞したり。落語や芝居、文楽でもいいかもしれません。世の中に存在する数多くの物語は、見た人が自分の人生と照らしあわせて、同じような悩みを解決するためにあるのです。こういう悩みを抱えているのは自分だけではないのだ、という共感。この人も同じ苦しみにあえいでいるのだ、という心強さ。私よりもつらい人がいる、という憐れみの心。私でよければ手を貸して助けてあげたいという慈しみの心。そういうさまざまな温かい感情が、あなたの悩みを溶かします。そしてその経験が、これからのあなたの、心の免疫力となるのです。

## 心を冷やした原因は……

心が冷えて精神を病んでしまった場合は、どういう治療を行えばよいのでしょう。本当にいろいろなケースがあるので、一概には言えません。しかし薬を飲んでコントロールがついている人たちには、

「いずれ薬をやめることはできます」

と、お話しします。そしてこう言います。

「原因を一緒に考えましょう。原因はご自分がいちばんわかっているでしょう？」

親の問題、環境の問題、パートナーとの問題など、心を冷やしてしまった原因はなにか、実は本人がいちばんよく知っています。まったく思い当たらないというケースは稀です。

そして原因はこれで、それによって自分は不快感を覚え、ストレスを感じ、今抱えているこの病気にいたってしまったのだと自覚することこそが、病気から脱却する第一歩です。

とはいえ、これは微妙な問題です。その人のこれまでの人生や生き方とも、深くからみあっているのです。答を知っている本人がその答を認めたくないばかりに、心を封印して

しまっているケースも少なくありません。そしてその答を自分自身の力で引きださないかぎり、完全に治ることはできないのです。

さらに、どうしても原因が見つからない、という場合、私には奥の手があります。超自然的な力を利用するのです。宗教とか特定の団体に力を借りるのではありません。私はときにこのクリニックで、世にいう霊能力者の方に協力していただくのです。

「生き霊がついていたので御祓《おはら》いしました」

それだけで、一気に全快してしまった例を、私はいくつも見てきました。正直言って、助かります。私ひとりでは何年かかっても治らなかった精神的な症状が、あっという間に消えてしまうのですから。なぜ治ったたか、それは患者さん本人の思いこみ、かもしれません。ですがまた、正真正銘本物の超能力である可能性も捨てきれません。いずれにせよ、こうした治療法は、私の提供する数多くの治療法のなかでも突出した効果があるのです。

ただし注意していただきたいのは、霊能者を名乗る人のなかには、西洋医学を含めたほかの医療を否定する人が少なくないということです。すべての問題が自分の手法で解決がつくと思い込んでいる人は危険です。人間は皆、異なりますから、それぞれにあった治療法があります。ある人には霊能力が有効かもしれませんが、無効な人もいます。

明らかに西洋医学が有効な場合にわざわざほかの療法を選択する必要はありません。例えば、ケガをして傷口が開いているのに外科的処置をせず、手かざしでなんてばかげています。本物の治療とは、受ける人が決して身体的、精神的、空間的、時間的、経済的不利益を被らないものであることを強調しておきます。

# 第六章　キレる子どもは冷えている

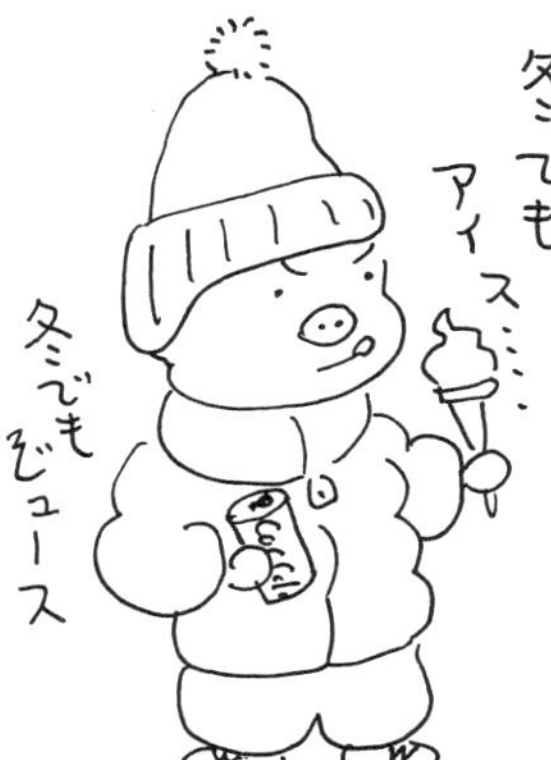

◆ケース1

私の外来に、小学校二年生の男の子が来ました。お母さんによると幼いころから軽度のアトピーで、かなりストイックに食事制限をし、しのいできたといいます。ところが最近になって鼻炎を起こしやすくなり、以前より症状が重くなってきたので連れてきた、とのことでした。

診ると顔色が悪く、体も標準より小さいようでした。早速お腹を診ると、予想した通りの、建中湯腹《けんちゅうとうばら》です。建中湯腹というのは、お腹に棒状の筋肉が二本、くっきりと見える状態をいいます。

この筋肉は、内臓を温めるために体が窮余の策として作りだしたもの。この子の内臓が冷えきっているという証拠なのです。こうした症状には漢方薬の建中湯類を処方すると治りがよいところから、漢方を処方する者の間では、建中湯腹とよんでいます。本人に聞くと、アイスキャンディーや清涼飲料水が大好きだと言っていましたから、それで症状が悪化したものと思われます。

昔から、子どものお腹は冷やすな、といいます。夏場どんなに暑くても昔は子どもに金太郎の腹掛けや腹巻きをさせたものでした。最近は、子どもに腹巻きをさせる親はあまりいないようです。その分、建中湯腹の子どもは確実に増えています。

内臓が冷えていると、腸はきちんと働いてくれません。アレルギーもそのへんに原因があるのは、まず間違いないところです。

腸の機能を整えるために、小建中湯《しょうけんちゅうとう》を処方しました。

翌週来たお母さんが、びっくりしていました。どうやら劇的によくなったらしいのです。薬はとりあえず二週間分処方しておいたのですが、飲みはじめて三日目には急に鼻が通りはじめ、顔色もよくなったとか。しかもこのお子さんはその後半年ほど小建中湯を飲み続けた結果、アトピーまで治ってしまったのです。もちろんその頃にはお腹の二本の筋肉も必要がなくなり、いつの間にか消えてしまっていました。

◆ケース2

小学校五年生の女の子といえば、すでに初潮を迎える子も多く、どんどん少女らしくなっていく頃です。その子も笑顔の可愛い女の子でした。なにかの折に血液検査をしたところ、膠原病の患者さんによくみられる血液の異常がみつかり、お母さんが心配して連れて来たのです。ところがお腹を見せてもらって、びっくりしました。うぶ毛が異常に濃いのです。お腹から下腹部にかけて、また背中の下から腰にかけて、ふさふさと毛が生えています。本人も気にしているようでした。

お母さんに、聞きました。「失礼ですが、お母さんもそうじゃないですか？」答はイエス。実はこれ、〈冷え〉が原因です。冷えているところを保護しようとして、体毛が濃くなっているのです。母娘ともに冷えやすい体質なのでしょう。

以前、うぶ毛の濃いのを気にして脱毛に通い、抜いた毛穴にばい菌が入ってひどい状態になってから来院した中学生のケースもありました。そうなる前にこの女の子が来てくれて、よかったと思います。

やはり小建中湯を処方しました。きちんと〈冷え〉がとれて体毛が薄くなるまでには、人によりますが最低一年から三年はかかります。その子は飲みはじめて一年ほどで、お腹が温まってきたせいでしょうか、体毛も薄くなってきました。三年後には、初潮もあり、血液の異常もなくなってしまいました。

## 子どもは熱の塊だ

お子さんを抱きしめたことのあるお父さんなら、よくご存じのはずです。

子どもはぽかぽかと温かい、陽気の塊です。陽気とは東洋医学でいうところの、陽の気。これから大きく成長していくために、子どもの体にはエネルギーが充満しているのです。ですから、薄着で走り回っても疲れることを知らない、熱の塊のような存在であってもおかしくありません。しかも子どもの体は、大人と違って、脂肪の多くが褐色脂肪細胞でできています。褐色脂肪細胞というのは熱産生細胞ですから、子どもの体そのものが発熱体のようなものなのです。

にもかかわらず、最近は虚弱体質の子どもが増えています。子どものアレルギーも増加の一途です。そういう子どもたちを診ると、必ず体が冷えています。本来ならぽかぽかと熱を発散しているはずの子どもの体が、触るとひんやりするほど、冷たいのです。

これはかなりの異常事態です。今のうちになんらかの手を打たないと、この子どもたちの未来において、〈冷え〉が重大なトラブルを生む可能性があります。

## お腹に浮きでる二本の筋肉

アトピーや小児喘息などの病気を抱えている子どもには、ある共通点があります。先にもふれましたが、お腹を診てみると、たてに二本、太い棒状の筋肉（腹直筋）がくっきりと見えるのです。

筋肉というと健康の証《あかし》のようなイメージがありますが、特別鍛えてもいないのに発達しているということには別の意味があります。これは冷えきった内臓を守るために、体が窮余の策として作りだした現象です。筋肉は熱を産生するので、冷えからお腹を守るために発達したのです。この筋肉が固く緊張しているということはつまり、お腹（内臓）が冷えているということになります。漢方医学ではこれを〈腹皮拘急《ふくひこうきゅう》〉といいます。

さまざまな疾患の子どもたちに幅広く見られる症例ですが、逆に、すべての疾患は、このお腹の冷えからきていると断言してもいいのではないかと、私は考えています。お腹が冷えて体力が落ち、免疫力が低下して、ありとあらゆる疾患へと発展してしまうのです。

冷えている子どもには、漢方ではたいていの場合、〈小建中湯〉を処方します。建中湯はお腹を温めてくれる漢方薬で、小建中湯・大建中湯・当帰建中湯《とうきけんちゅうとう》などいろいろな種類がありますが、子どもには多くの場合、小建中湯を処方します。

これをしばらく服用していると、お腹が温まってきます。すると、お腹にあった腹直筋は次第にやわらかくなっていきます。それと同時に長い間治らなかった鼻のアレルギーやアトピーがきれいに治ってしまうケースも少なくありません。お腹が冷えて胃腸の機能が落ち、栄養を吸収できなかった子どもが多いのですが、小建中湯を飲むことによって胃腸の機能が改善され、全身の状態が一気によくなるのです。

また腸がよくなることによって、免疫に安定性が期待できるようになります。腸にはリンパ球が全身の約六割流れていますが、そのリンパ球が活性化して動きが正常化すれば、本来の免疫機能が十二分に働いてくれるからです。

ちなみに漢方薬は、薬局で直接買うこともできますが、体質に合わない漢方薬を飲むことはある意味とても危険なことなので、できれば漢方をしっかり勉強した医師の診察・処方を受けたいものです。漢方を勉強した医師は、問診の際、西洋医学的な質問だけでなく、体質に関する質問をしますし、必ず脈と舌とお腹を診察します。そうしない医師は漢方に詳しい医師ではないので、薬局で買うのとなんら変わりません。本当の漢方医を探すことをお勧めします。

## スポック博士こそ諸悪の根元

子どもたちはなぜ、こんなに冷えてしまったのでしょう。

原因は、四〇年前に日本に上陸し、以来育児書として普及してきた『スポック博士の育児書』にあります。アメリカではかなり以前からその内容を否定されているのに、日本ではいまだに全面的に信用している医師が多い。そのおかげで多くの子どもの健康が害されています。この本こそ日本の子どもの病気を増やした根本であると、私は確信しています。

本書の最大の誤りは、子どもが生まれたら、なるべく早く離乳食を始めるように指導していることです。しかし子どもが成長して腸管機能がまともに働きはじめるまで、本来は異種のタンパク質を与えるべきではありません。だいたい二歳になるまで、子どもの腸は大人並みに消化・吸収する機能が整わないのです。

それ以前にタンパク質を与えると、いったいどうなってしまうのでしょう。

大人の腸なら、タンパク質をアミノ酸まで分解し、吸収して肝臓で合成することができます。しかし子どもの腸管は、二歳になるまで十分な機能を持たず、タンパク質をアミノ酸に分解することができないので、そのままの形で吸収されてしまう可能性があります。すると当然、抗原抗体反応が起き、そこからアレルギーが始まると考えられるのです。

子どもを育てるには、母乳が最高の食品です。母乳だけで十分に、子どもは育つのです。可能であれば一歳までは母乳だけで育てるべきだと、私は考えています。最低でも八か月、頑張って一年間、母乳で育ててから離乳食を始めれば、アレルギーになる子どもは激減するはずです。母乳が間に合わない場合は、新生児用のミルクで十分です。ステップアップ・ミルクでは、腸の助けが必要になります。

## 冷たい離乳食やアイスクリーム

第三章でもお話ししましたが、現代の日本人がこんなにも冷えてしまったことには、冷蔵庫の普及が大きな要因になっています。そして子どもの〈冷え〉に関しても、冷蔵庫は大きく関与しています。生後一年も経たないうちに離乳食を口にしている子どもたちのなかには、冷蔵庫から取りだしたままの、冷えきった離乳食を食べさせられている子どももも少なくないのです。また口当たりがよく、子どもも喜ぶので親はアイスクリームを安易に与えます。

子どもは陽気の塊ですから、冷たい離乳食でもアイスクリームでも喜んで食べるでしょう。しかしそれがお腹に入ったところを想像してみてください。胃腸に入ってしばらくは、温度は低いままです。毎日のそのくり返しが体におよぼす影響が、私は心配です。

近年はスーパーマーケットで出来合いの離乳食を手に入れることができます。親たちはそれを冷蔵庫にストックしておいて、必要な時に取りだして食べさせています。栄養管理が簡単にできますし、便利ですし、それを非難するつもりはありません。しかしせめて人肌に温めてから、子どもには食べさせてほしいのです。

### おしゃぶり復権

ここでいったん本を読むのを中断して、自分の呼吸を意識してみてください。あなたは今、鼻で呼吸をしていますか？　それとも口を開けて呼吸しているのでしょうか？

鼻で呼吸をすると、自然と呼吸は深くなります。体からよけいな力が抜けて、リラックスできます。しかし口で呼吸をすると、呼吸は浅くなります。肩や首などによけいな力が入って、緊張している時に、この口呼吸をしている人が多いようです。鼻呼吸か口呼吸か、決めているのはあなたの姿勢です。背中を伸ばしてまっすぐ保っている時には、人は鼻で呼吸します。背中を丸めて前屈傾向の時には、呼吸は自然と口呼吸になっているのです。赤ちゃんは、はじめのうちは口呼吸をしています。しかし母乳を飲むとき口はふさがってしまうので、自然と鼻呼吸に移行していきます。ほ乳瓶でも同様に、鼻呼吸の訓練がなされます。おしゃぶりにも、同じような効果が期待されます。

ところが近年、歯並びが悪くなるという理由で、日本では育児の現場からおしゃぶりが消えてしまいました。おしゃぶりをしないで育つと、鼻呼吸の訓練ができないので、口で呼吸することになります。いつも口を半開きにしている子どもが増えているのは、この、おしゃぶりが消えてしまったせいだと私は考えています。

口呼吸は外見上みっともないだけでなく、口の中が乾きやすく、細菌も繁殖しやすくなると思われます。

鼻呼吸できない弊害は、それだけではありません。鼻で息ができないと、食事中、呼吸が止まってしまうのです。息をしないと当然、酸素が足りなくなります。苦しいのはイヤですから、無意識のうちに早食いになります。同時に、酸素が足りないので熱の産生が滞り、体温が下がります。細胞の機能が低下します。

子どものうちに、口を閉じたまましっかりと鼻で呼吸することを、覚えさせてください。一生の健康を左右する、大事な呼吸法です。

懸念される歯並びに関しては、おしゃぶりの影響というより固いものを食べさせなくなった親に原因があります。いちばん固いものがハンバーグなどという子どももいるようで、これでは顎《あご》が発達しません。顎が発達しないので、歯の生え変わる時期に歯並びが悪くなってしまうのです。

しかし歯並びは、歯の生え変わる時期に矯正《きょうせい》すれば、あっという間に治ります。おしゃぶりによって多少影響があったとしても、子どもの歯並びは驚くほど簡単に、確実に矯正できるのです。

## バース・トラウマ

子どもの〈冷え〉は、出産の段階から始まっているのかもしれません。

そもそも子どもは母親の胎内で受精された段階から、母親とは一心同体。お腹の中で光からも空気からも守られ、安心して成長し、出産の時を迎えます。出産が間近になると母親と子どもは共同作業をしながらタイミングを計り、産道を通過してこの世に誕生します。母と子どもは生まれる前から無意識のうちに、密接なコミュニケーションを成立させているのです。このことは退行催眠によって明らかになっています。

ですから私は、自然分娩をお勧めします。帝王切開や無痛分娩は、せっかくの母子の共同作業のチャンスを失ってしまうからです。

分娩されたその瞬間から、子どもは初めて光や空気にさらされ、ストレスを感じはじめます。このとき、医師や助産師さんが子どもを取りあげ、母親から引き離してしまうことが、子どもにとっての精神的な欠落感、つまりバース・トラウマにつながるのではないかと私は考えています。母親の胎内から飛びだし、光や空気にさらされて心細い状態の時、すぐに母親から引き離してしまうべきではないのです。

生まれたばかりの子どもは、ヘソの緒がついたまま、すぐに母親に抱かせるべきです。母親は子どもを受け取ると、自然に子どもの頭が左胸にくるように抱きます。そうすると母親の心臓部分に子どもの頭が密着し、母親の心臓の音が伝わります。子どもはその音を聴いてとても安心します。これは人間の、動物としての本能です。最低でも三〇分はその状態を保ち、子どもの状態が安定してから、ヘソの緒を切るなり、事後処理をするべきなのです。

また生まれた直後の子どもを新生児室に集めておくシステムが定着しているようですが、私は絶対に母子同室がよいと思います。親の愛情は、生まれた直後から間近に感じられるべきなのです。

生まれてすぐに母親から引き離されてしまう感覚は、その子どもが初めて味わう、心の〈冷え〉です。近年、すぐにかっとしたり暴力をふるう、いわゆるキレる子どもが増えていますが、こうした〈冷え〉が発端となってキレてしまうこともあるのではないかと、危《き》惧《ぐ》しています。

## 子どもより先に親を治したい

冷えている子どもを治すのは、実はさほど難しいことではありません。もとが陽気の塊ですから、冷たい食べ物を制限し、的確な処方の漢方薬を飲み続ければ、さほど待たなくても成果は上がるはずです。

ところがなかなか効果が出ない場合があります。よくよく聞いてみると、親が子どもに言うことをきかせられないケースがほとんどなのです。

薬を処方しても、子どもが飲まない。いえ、親が子どもに飲ませることができない、と言うべきでしょう。しかもアイスクリームやジュース、コーラなど冷たい食べ物、飲み物をやめさせられない。お風呂に入れと言ってもいうことをきかないというのです。

冷たい食べ物や飲み物に関しては、親もやめないかぎり、子どももやめません。しかし親もまた、やめられないというのです。

また子どもがある程度成長してしまうと、なかなかコントロールすることができなくなります。学校帰りにファストフード店で食べまくり、飲みまくってしまう。また女子高生は、どんなに注意しても、スカートを短くするのをやめません。ひどいアトピーで、治すためには〈冷え〉を取るのが第一条件なのですが、スカートを長くするのだけはイヤ、と拒絶されたこともあります。

子どもの健康を取り戻すためには、まず子どもとのコミュニケーションを整える必要があります。子どもと会話してください。子どもの信頼を取り戻してください。子どもの心から〈冷え〉を取りのぞかないかぎり、体の〈冷え〉もなかなか取れないものなのです。

## 引きこもり、不登校を治すのは、オヤジの熱意

数多くの子どもたちを診てきた経験から言えることが、ひとつあります。それは、子どもの病気には家族の愛情のありようが深く関わっている、ということです。両親の関係が不安定だと、子どもの健康状態や精神状態にすぐに影響します。父親からの愛情、母親からの愛情が十分ではない子どもは、その不足分を補うためになんらかのアクションを起こし、それが体や心の変化になって表れるのです。

もっとも顕著なのは、不登校と引きこもりです。私はそこに、父親の不在を感じます。

こうした問題を抱える家庭では、両親が揃っていても、オヤジの存在感が希薄なのです。

父親は、会社で一生懸命働き、そのお金で家族を養っている。それはたしかに立派です。しかし不登校や引きこもりの子どもをかかえた家庭では、父親であるべき男性が、父親として夫として、家族と関わっていないことが多いようです。言うことをきかない子どもに対して正面から向き合うことなく、問題を先送りにしているように見えます。冷えて凍りついてしまった子どもの心を溶かすことができるのは、オヤジの熱い言葉だけです。できることなら問題が起きる前、子どもが小さい頃から、しっかりと子育てに参加しておくことが、肝要です。全国のオヤジに、頑張ってほしいと思います。

# 第七章　〈冷え〉が男をおびやかす

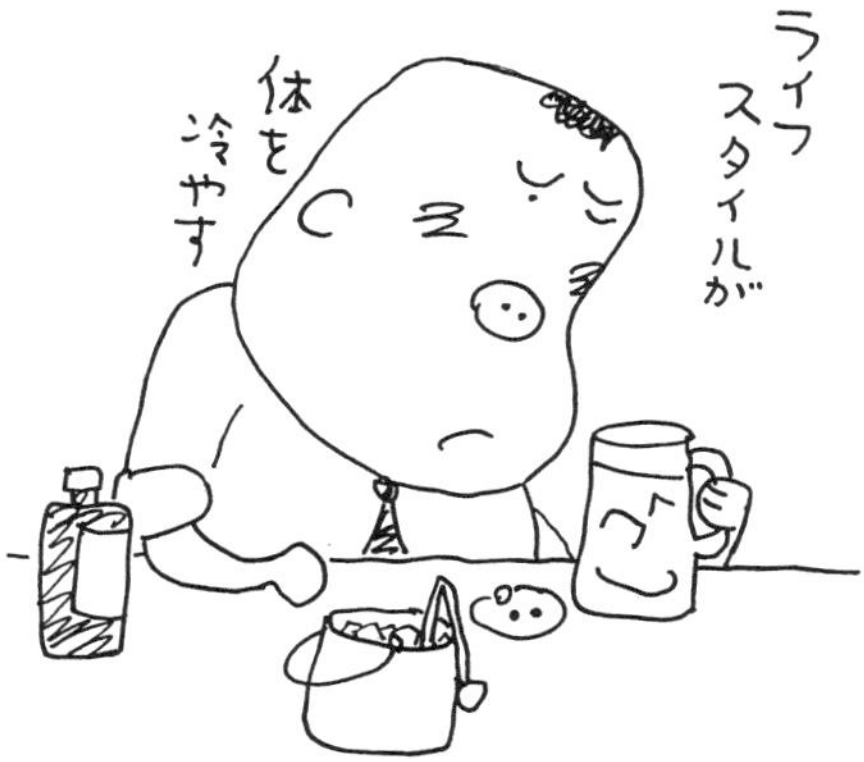

## 典型的な男性患者の天国と地獄

私の診ている男性患者のなかにふたり、中性脂肪の値が特に高い人たちがいました。他の検査結果もけしてよいわけではありませんが、この数値だけが異常に高いのです。ところがこのふたり、その後の経過は、まさに対照的なものでした。

私はほとんどの患者さんに、体を温めることをお勧めします。リラックスして、なるべく副交感神経が優位になるように、努力してもらいます。お金はかかりませんし、ひょっとしたら病気を治す効果があるかもしれない、と思うからです。

無理強いはしません。「やってみますか？」と聞くと、たいていの患者さんは「はい」とおっしゃるので、そのための小さなアイデアをいくつか、お教えします。温湿布の方法や指揉みのやり方など、この本の第九章でも紹介しているような簡単なことです。このおふたり、AさんとBさんにも、お勧めしました。

さて、次の診察の時、Aさんに「やっていますか？」と聞くと「はい、やっています」と、優等生の返事が返ってきます。ところがご本人のいないところで、付き添いで来た奥さんに聞くと、顔の前で手を振り、「とんでもない、全然やっていません」と言うのです。医者である私によい返事だけしておこうという、処世術のようなものでしょうか。不思議とこういう男性は、頑固オヤジが多いのです。そしてこういう人に限って、「何かよい薬はないのですか？」「よく効く療法はないですか？」と、すがるような目をして聞いてきます。こういっては身も蓋もないかもしれませんが、他人まかせといわざるをえません。結局Aさんは間もなく、脳梗塞を起こしてしまいました。

もう一方のBさんは、中性脂肪の値だけでなく血糖値も跳ねあがってしまい、糖尿病を宣告せざるをえませんでした。相当しょげかえっていましたが、仕方ありません。空腹時の血糖値が２００を超えていたのです。

ところがそのひと月後、血糖値を測ると、見事にすとーんと落ちていました。空腹時で85、理想的な数字です。本人に聞くと、「せっぱつまったので本気を出した」のだそうです。私の勧めを受け入れてつねに体を温め、ウォーキングをして食事療法を勉強し、節制に努めた結果が、この快挙でした。

もちろん、このふたりがこうなった原因はそれだけではないのかもしれませんが、他人まかせと自力で、どちらが良い結果につながるかは、ご判断いただけると思います。

ちなみに中年以降の男性には、圧倒的に他人まかせタイプが多いのです。どうにも体調が悪いとなると、まず最初に、奥様が病院に電話をしてきます。私が電話口に出て、正確な状況を聞くために本人を出してくださいとお願いしても、出てくれません。電話の向こうで「ああ言え、こう言え」と喚《わめ》いているのが聞こえるばかり。病院に来る時も、ひとりで病院に来る人はごくわずかです。必ず奥様や娘さんが付き添っています。またそういう男性に限ってほぼ全員が、家族の言うことに耳を傾けません。酒やタバコをやめたら、という妻の忠告など、聞き流すのが当たり前と思っているらしい。医者の言うことも、自分が聞きたいことだけ聞いている、わがままなタイプが多いのです。これも心の〈冷え〉が原因かもしれません。

## 体を冷やすライフスタイル

私の知り合いの男性に日常生活について詳しく尋ねてみたところ、いかに彼らが〈冷え〉を自覚せずに生きているかがわかりました。まずはあなた自身の暮らしと較べながら、読んでみてください。

◆四〇代・メーカー勤務のCさんの場合

中間管理職になり、上司と部下にはさまれて、自分自身がストレスを感じることが増えてきた。そんな日は会社帰りに冷えたビールや焼酎のオンザロックで憂さ晴らしをする。しかし毎度のことなので、付き合ってくれる同僚も少なくなった。気分転換が下手で、いつも愚痴をこぼしながら酒に溺《おぼ》れてしまうのが原因かもしれない。酔って家に戻ると、もう入浴する元気もない。帰宅してそのまま布団に倒れこむように寝てしまうことが多くなった。妻とは最近まともな会話もなく、顔を合わせれば文句を言われるばかり。毎朝、眠気覚ましにシャワーを浴びて、朝食も食べずに会社に向かう。空っぽの胃に缶入りのアイスコーヒーを一気飲みして、今日も仕事が始まる……。

◆五〇代・公務員Dさんの場合

朝は健康のために青汁とトースト。車で出勤し、昼は職場の食堂でざる蕎麦《そば》などで簡単にすませる。休憩時間にはゴルフの素振りなどしてみるが、グリーンに出たのは三年前が最後。実はその時に練習のし過ぎで腰を痛め、以来ずっと、湿布薬が手放せない。最近は座りっぱなしでいると、立ちあがった時に膝《ひざ》にも痛みを感じるようになった。だんだん痛みが激しくなるので、近頃では鎮痛剤や消炎剤なしではいられない。これでは運動どころか、散歩すらおぼつかない。近くの医院に行ってみたのだが、まずタバコをやめろと言われて、以来その医者には行かなくなった。やめられるものならとっくにやめている。職場が禁煙になり、吸えなくなったのに、それでもあきらめきれずに、職場を抜け出して裏手の非常階段で吸っているのだ。そういえば、若い時には感じなかったようなぞくぞくっとした寒気を、よく感じるようになった。もう年なので厚手の下着を着ようと思うが、妻には爺臭いと笑われた。六時に職場を出て、家に直帰。何か趣味を持ちたいが、そのための小遣いもないし、どこで何をしたらいいのかわからない。このままでは退職後、家で〝濡れ落ち葉〟と邪魔者扱いされそうだ……。

いかがですか。全く同じというわけではなくても、うなずくことがあった方は冷えている可能性があります。冷えを防ぐには以下のような日常生活がお勧めです。
●エネルギー源となる食事は、なるべく規則正しく摂りましょう。五時間以上の間隔をおいて一日三食が基本です。
●食事の内容も大切です。炭水化物、タンパク質、野菜をバランスよく摂りたいもの。市販の弁当や外食は、メニューによっては栄養のバランスを欠いたものがあります。また冷たい食事は消化する過程で胃腸の負担が大きく、体を冷やしてしまうものもあります。なるべく温かいものを摂りたいものです。
●冷たい飲み物や食べ物は体を冷やします。いくら暑くても、アイスコーヒーの一気飲みなど、もってのほかです。炭酸飲料やアイスクリームなどの摂り過ぎに注意してください。水やお茶なども、なるべく常温以上で体に取り入れたいものです。
●心を冷やさないためには、家族や他人との適度なコミュニケーションが必要です。挨拶《あいさつ》だけでもいいのです。笑顔を言葉に添えられれば、さらによいでしょう。
●運動不足は筋力の低下につながります。毎日の通勤がある程度の運動量になっているという弁解は通用しません。理想は週に三度ですが、やらないよりは週に一度でもいいですから、三〇分ほどのウォーキングをお勧めします。そして運動後は、必ず汗を拭き取りましょう。汗を体表に残したままにすると、体表温度はかなり下がってしまいます。

●精神的ストレスは自律神経に影響し、体の状態を交感神経優位にすることによって血流を妨げ、結果的に体温を下げてしまいます。イライラ、クヨクヨ、ムカムカすると、いずれの場合も〈冷え〉を呼びます。自分なりのストレス解消の方法をもちましょう。

●入浴は体を温め、精神的にリラックスできる最高のチャンスです。シャワーですませることなく、一日一回湯船に入って体をじっくり、できれば十分間以上温めてください。

●消炎鎮痛剤は長期にわたって使用すると全身の血流が悪くなり、血圧が上がり、不眠などの症状を起こすことがあります。腰痛や膝痛を根本的に解決したいなら、まずは消炎鎮痛剤の使用をやめることです。

●タバコは血行を妨げます。毛細血管への血流を阻害して、体温を下げてしまうのです。本来なら禁煙をお勧めしたいところです。

●男性も保温のための下着を着るべきです。究極のウォーム・ビズは、保温下着をつけることです。近年は繊維の研究が進み、通気性がよく着心地のよいお洒落な下着が増えました。股引、腹巻き、大賛成です。温かくしていると、気持ちも温かくなります。ぜひ試してみてください。

●リラックスできる時間を持つために、趣味は有益です。仕事とは関係のない、何か夢中になれる趣味をひとつ持つと、人生が豊かになり、人生の体感温度が上がります。

## 男を冷やしているのはストレス

男性はストレスに対して敏感であり、過剰に反応してしまう人が多いように感じます。同じような状況に陥っても、ちょっと視点をずらして「こんな悩みは大したことない」とか「よくあることだ」と思うことができれば、ストレスは軽くなります。同じような問題を抱えても、「なんとかなるさ」とか「できなくたっていいじゃないか」と思えれば、次の段階に進めます。ところが男性は、こうした発想の転換が苦手な人が多いのです。追いつめられた時、投げだしたり、大胆になったり、開き直ったりしてもいいと思うのですが……、それができない。ドキドキしたりビクビクしたりクヨクヨしてしまう男性が、いかに多いことか！　真面目で几帳面で責任感の強い、繊細な神経の持ち主が、今までの日本の繁栄を支えてきたのかもしれません。

もちろん女性も、こうしたストレスと無縁ではありません。いえそれどころか、いまだにビジネスシーンでの性差別は存在しますから、男性よりも女性のほうが、悩みのタネは多いでしょう。しかし問題はストレスの有無ではなく、そのストレスにどう対処するか、なのです。たとえ上司に注意されても、その後上手に気分転換できれば、それが原因で〈冷え〉をためこむことはありません。自分を上手にいたわることができれば、〈冷え〉は最小限ですみます。ストレスの受けとめ方、いえ、受け流し方は、一概には言えませんが、男性よりも女性のほうが上手ではないかと思うのです。

**ＥＤという〈冷え〉**

近年、増えつつあるというＥＤもまた〈冷え〉が大きな要因となっています。ある薬品会社の二〇〇六年作成の資料によると、成人男性の約二四パーセント、五〇代から六〇代ではふたりにひとりが、中等度のＥＤ（ときどき性交できない）から完全ＥＤ（つねに性交できない）になっているということです。

最近も私のクリニックに三〇代の男性が夫婦で来院しました。地方の名家の出でエリート・サラリーマンであるご主人は、〝家庭内ＥＤ〟で悩んでいました。子どもを作らなければならない、という強烈なプレッシャーから、なんと奥さんの前でだけ、ＥＤになってしまったとか。この方の場合はストレスを取りのぞくため、第一〇章で紹介するホメオパシーを使って、徐々に改善することができました。

一般的なＥＤは、糖尿病や心臓病、高血圧、高脂血症など生活習慣病が主な原因だといわれています。十分な血液がペニスに流れこまなければ勃起しないので、血液に影響を与える病気は、ＥＤを起こしやすくするのです。そこで医師のなかにはＥＤを〝動脈硬化のシグナル〟とよぶ人もいるくらいです。もちろんストレス、不安、うつなどの心理的な要因も、大きな原因になります。

いずれにしても〈冷え〉が大きな要因になっています。私は女性の不妊症を何例も、温めることから治してきました。同様に男性のＥＤも、まずは体を温め、血流を改善することから治療が始まる、というのが、私の持論です。

## 更年期という〈冷え〉

男性にも更年期がある、という見解が、ようやく常識として定着してきました。イライラしたりうつになったりだるくなったり、個人によって症状はさまざまですが、比較的多いのは〝冷えのぼせ〟でしょう。手足は冷たいのに頭だけがかっかとして熱く、逆上した状態になるのです。体には異常に汗をかき、かなりつらいようです。男性ホルモンが減りはじめたことからこのような状態を引き起こすのですが、同時に物忘れが激しくなる、動脈硬化を起こしやすくなる、などの報告があります。老化現象なので仕方のない部分もあるのですが、体を温めることによって、症状はかなり緩和されるようです。

## オタクとは冷えている男の別称

「電車男」のブームで、オタクは以前よりもずっと親しみのある存在として知られるようになりました。しかしブームになる以前から、私の診察室には数多くのオタク青年たちが来ていました。なかでもひとり、忘れられない患者さんのことをお話ししましょう。

三〇代のその男性は、チェックのシャツに汚れたジーパン、スニーカー。色白で無精ヒゲが生え、そのうえ赤いぶつぶつが顔一面に出ています。

都内にある私立大学を卒業後、就職することもなく実家で暮らしてきたといいます。就職活動をしているとき、イヤミな先輩にキツイことを言われたり、訪問先の女子社員にからかわれたりして、社会人になるのが恐くなったとか。以来十数年、何の仕事もしないで日々を過ごしてきたのです。彼は世にいう〝ニート〟でした。

子どもの頃からのアトピーが治らず、なんとかしたいということでした。生活習慣や嗜好を知るのも診察の一部ですから、いろいろな話題を投げかけてみたのですが、返ってくるのは「はあ」とか「ふっ」という意味不明の返事だけ。会話になりません。代わりに一緒についてきた彼の母親が、つねに体がだるく、眠気が取れず、やる気が出ないという彼の症状を説明してくれました。触診したところ腹部がかなり冷えていたので、とりあえず体を温める漢方薬を処方しました。

以後、彼は二か月に一度、ひとりで通うようになりました。冷えが取れていくにつれて顔の吹出物も消えていき、同時に少しずつ当たり障りのない会話ができるようになっていきました。半年後には私の駄洒落《だじゃれ》に反応してかすかに笑ってくれるようになり、一年半経った頃には、私の顔を正面から見るようになりました。最初に来た時と較べると、まるで別人です。

体調もよくなり、アトピーでひどい状態だった肌はかなり改善されてきました。次第に散歩をするなど外に出かけるようになり、通院を始めて二年後、「いつまでもこうしてはいられない」と、家の近所でアルバイトをするようになったと報告してくれました。以来、私のもとに来なくなったのは、医者がいらなくなったから。つまり彼にとっては喜ばしい状態にあるのだと、私は信じています。

私のクリニックを訪ねてきたオタク青年たちは、皆一様に冷えていました。まずお腹に触るとひやっと冷たい、感覚的な〈冷え〉があります。そしてその表情はおしなべて無表情、そして冷笑的です。感情も冷えているのです。斜に構えて世の中を見て、皮肉たっぷりに他人事のようなコメントを口にする、身も心も冷えきった人たちです。

たぶん、そもそものきっかけは、運動不足によって筋肉が減少し、体が冷えやすくなったのでしょう。人と密なコミュニケーションをとることを忌避していれば、心もどんどん冷えていきます。主に深夜に活動する不規則な生活は、自律神経の失調を招きやすく、だるく、疲れやすく、気分も晴れない日々が続くことになります。オタク文化を否定するつもりは毛頭ありませんが、医師の立場から申しあげると、そのライフスタイルが健康的なものとは思えません。

冷えてしまった体で、冷えきってしまった心を抱えた結果、彼らはオタクといわれるような生活スタイルに逃げこまざるをえなかったのではないでしょうか。詰めこみ教育で体を鍛えるチャンスを逸し、虚弱で冷えきった体となってしまったのではないか。過保護な親の管理のもと、他人と本音でぶつかる機会もなく、冷たい心のまま大人になってしまったのではないだろうか。そんな気がしてならないのです。

## 腰痛・膝痛と〈冷え〉との関係

今、病院の中でいちばんにぎわっているのは、整形外科ではないでしょうか。年配の男性や女性がずらりと、整形外科の待合室に並んでいます。ほとんどの方が、腰痛・膝痛に苦しんでおられるとか。ある調査では、六五歳以上の高齢者の、五人にひとりは腰痛に悩んでいるという結果が出たそうです。腰痛や膝痛は診断が下された後、一定期間はリハビリテーションやマッサージが必要とされるため、なかには痛い足を引きずって、毎日通ってくる人も多いと聞きます。

腰痛は、直立することを選んだ人類が、避けることのできない痛みだといいます。急性のぎっくり腰は若い人でも発症することがありますが、中高年の場合は運動不足から徐々に筋肉が衰えていき、日常生活のなかで筋肉疲労が重なって起こるケースが多いのです。

例えばあるとき、重い荷物を持ちあげたとします。日頃から座ったり立ったりの日常生活で、ある程度疲労がたまっていたのに、さらに腰に負担がかかったので、患部には疲労物質がたまります。そして休もうと横になると、疲労物質がたまっている部分に、さらに血液が流れこもうとします。このとき、本人はいつもより腰が重いと感じているはずです。

やがて、痛みが始まります。このとき血液は、疲労した筋肉を回復させようとしているのですが、血流を増やすために体が分泌したプロスタグランジン（血液に関係する生理活性物質）という物質が、同時に痛みや発熱を引き起こします。赤く腫《は》れて熱を持つので、この段階でほとんどの人は病院に駆けこみます。しかしこの痛みや熱は、体がその部分を治そうとした結果、発症したものなのです。やがて疲労物質は代謝され、血液の働きによって徐々に筋肉のダメージは修復されます。

ですからそのまま痛みを我慢して体を休め、血行をよくしておけば、腫れが引いて痛みが消えてしまうケースがほとんどです。激しい運動をした後の筋肉痛のように、ある程度休んでからお風呂や温泉で温めれば、腰痛もウソのように消えてくれるはずです。

しかし病院に駆けこむと、たいていの場合、痛みに対して消炎鎮痛剤を処方されます。前述したように消炎鎮痛剤を常用していると、血流を悪くして体を冷やし、疲れと痛みを慢性化してしまう危険性があります。

当初の痛みがある程度治まったら、なるべく早く消炎鎮痛薬の使用を中止して、疲れや痛みを取りのぞく、根本的な治療に移行するべきでしょう。痛いからといっていつまでも消炎鎮痛剤を使い続けるということは、疲労した筋肉を回復することのないまま、放って置くのと同じこと。いえ、それ以上のダメージを与えてしまうことも考えられます。

腰痛や膝痛を抑えるために貼った湿布薬は経皮吸収され、その成分は全身に回るのです。腰や膝など一部分にとどまらず、全身の血流が抑制され、血管は細く、広がらないように調整されます。その結果血圧が上がり、体温は下がります。そうやって蓄積された〈冷え〉は、さらに全身に悪い影響をおよぼしかねません。

しかしながら、この消炎鎮痛剤が体を冷やしてしまうということに無関心な医師が、あまりにも多いのです。請われるままに患者に湿布薬を処方している医師は、残念ながら多数います。毎日毎日リハビリテーションに通い、マッサージを受けているのに、消炎剤を湿布してしまっては、上がるべき効果も上がりません。のみならず、全身の血行が悪くなることから、高血圧症や糖代謝の不調、不眠など他の症状が出ることもあります。腰痛がきっかけでどんどん全身の調子が悪くなることも、あるのです。

## 冷えているから自殺したくなる

自殺者もまた、〈冷え〉と無縁ではありません。四〇代、五〇代の男性の自殺が増えているのも、〈冷え〉が原因と思われます。ストレスによって交感神経が緊張し、血行が悪くなって体が冷えてしまった場合、第四章でも述べたように、体の各所にトラブルが発生します。体調が悪くなると、さらに気分は暗くなります。心と体の〈冷え〉の悪循環が生まれ、追いつめられ、死を選んでしまうのではないかと思うのです。

がんノイローゼの人はいまだに多いようですが、がんの疑いがある、と聞いただけでパニックになってしまう男性は少なくありません。思い悩んで苦しんでその結果、実は良性の腫瘍だったのに、悪性腫瘍、すなわちがんに転化してしまうことだってあるのです。

この悪循環を断ち切るには、体と心、双方の温めが必要です。

まずはゆっくり入浴するなどして、体を温めること。生活習慣を見直し、食生活にも気を配ってください。徐々に体が温まり、肩の力が抜け、血行がよくなります。すると、一週間前まで「死んだほうが楽になる」と思いつめていた人も、「死ぬほどのことでもないか」と、踏みとどまってくれると思います。

真剣に悩んでいる人が聞いたら、風呂に入るくらいでそんなに変わってたまるか、と怒るかもしれません。実際、そう言って私に食ってかかる患者さんもいました。しかし実際に温まってみると、どんな人でも眉間に寄せていたシワが消え、表情が緩みます。体を十分に温めた後は寝付きがよくなり、心身の疲れが取れます。

心を温めることも非常に大切ですが、こちらはお風呂に入るように、簡単なことではありません。周囲の人の理解と協力がないと、心を温めてくれる優しい言葉や思いやりは、なかなか得られないのです。

もっとも有効なのは、本人が周りの人に、SOSを発信することです。妻に、子どもに、親兄弟に、親友に、助けを求めることです。上司や同僚に、相談してみることです。本人が今抱えている問題や、過去への後悔、将来への不安、孤独感やむなしさなどを、隠さずにさらけだしてみることです。

男性は、弱みを見せまいとして無理をして、よけい心を冷やしている人が多いのです。ですが、逆にいちばん弱みを見せたくない相手に自分の弱点をさらしてしまうと、一気に楽になることがあります。予想外の相手の優しいリアクションに、ふわーっと心が温まることもあるのです。

男性は家族や家庭を、自分が扶養しなければいけないもの、自分が守らねばならない存在と、思いこんでいます。家族のために働かなければいけない、家庭を守るために仕事をするというのが、男性のアイデンティティになっているようです。しかし実は、家族があなたを支えてくれているのです。家庭があるから、働けるのです。それがわかった時、男性の心は芯から温かくなるようです。

さらにもうひとつ、奥の手があります。心が冷えている当人が、自分から、温かい人間になることです。ある患者さんに私は、自分から「ありがとう」「ごくろうさま」「頑張ってるね」などなど、人に温かい言葉を投げかけるように、提案してみました。

翌月クリニックに来たその患者さんは、しかし、浮かない顔をしていました。通勤途中の駅の売店のおばちゃんや、会社の受付の女性スタッフ、はてはランチタイムに飲み物を売りに来るアルバイトの店員にまで、勇気を振り絞って「ありがとう」を言うようにしたのに、誰も返事をしてくれない、何も変化がないというのです。「愛想のないヤツらだ」と、憮然《ぶぜん》としています。そこで私は言いました。

「でも先月まであなた自身、その人たちに何を言われても、どんな挨拶をされても、挨拶ひとつ返さなかったのではありませんか？」

しぶしぶと、彼は頷《うなず》きました。

そんな輩《やから》が突然ぎこちない挨拶をするようになっても、みんな不思議に思うだけです。そんなに短時間で周囲とのコミュニケーションを立て直すことはできません。しかし、挨拶は返ってこなくても、「ありがとう」と口にするだけで、「ごくろうさま」と声をかけるだけで、実は大きな変化が起きています。相手に、ではありません。口にする本人の心のなかに、です。優しい言葉は相手を温かくするだけでなく、口にする本人の心まで温かくしてくれるのです。相手のためだけでなく自分のために、優しい言葉は口にすべきなのです。

それから半年ほど経った頃、その患者さんはウチの受付の女性に「ありがとう、おやすみなさい」と声をかけて帰っていきました。意識せずに、心から挨拶できるようになったら、気持ちのよい挨拶があちらこちらから、当然のように返ってくるようになったと、その患者さんは言いました。心の〈冷え〉は徐々に、しかし確実に、なくなっていくようでした。

# 第八章　冷える生き方していませんか？

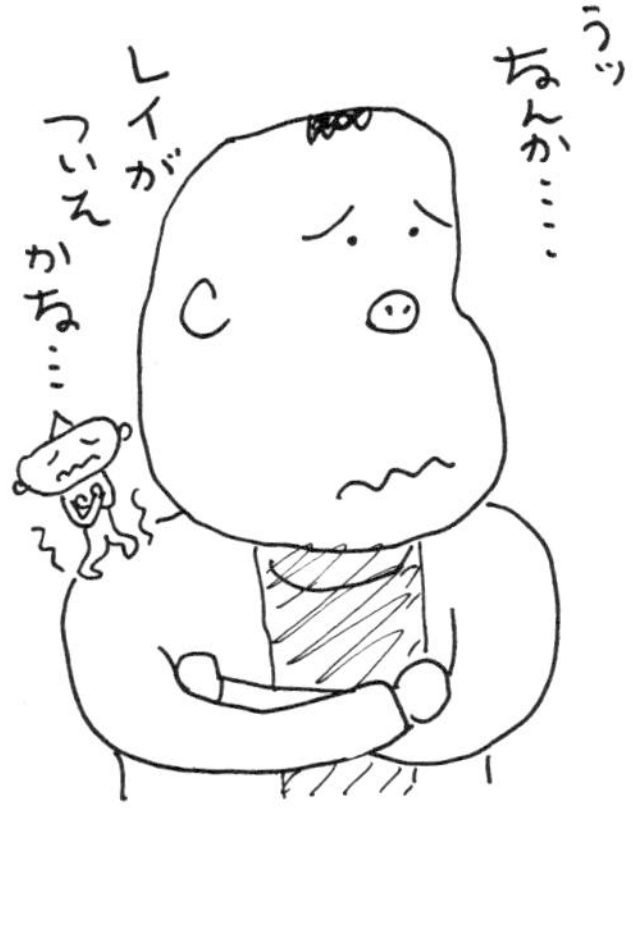

## 健康維持のための努力で長生きできるか?

几帳面な健康オタクと、だらしないグータラ人間と。あなたはどちらが長生きすると思いますか?

以前、フィンランドで面白い調査研究が行われました。四〇代から五〇代の働き盛りのサラリーマン一二〇〇人を対象にした大がかりなものです。半分の六〇〇人には禁酒・禁煙を指導し、健康状態を維持するよう努力をしてもらいました。残りの半分の人たちには何も言わずに、好き勝手に生きてもらいました。そして定期的に血液検査や尿検査を重ね、データを取ったのです。さて、それから一五年後、病気の発生率・死亡率はどうなったでしょうか。

結果は衝撃的なものでした。がんや心臓病などの病気の発生率や、死亡率など、好き勝手に生きていた人間のほうが低かったのです。酒もタバコも我慢して健康のためにあれこれ努力していた人のほうが、健康になるとは限らない。いいかげんな生き方をしているかといって、早死にするとも限らない。いえ、いいかげんな生き方をしているほうが長生きするかもしれない、という結果が出たのです。

その後、この調査結果をどう解釈するかで、世界規模の論争が巻き起こりました。結論は出ていませんが、この「フィンランド症候群」は大いに人々の関心を集めたのです。私から見るとこの騒動は、〝不健康な〟暮らしを好む人間たちの、ある種のクーデターのような気がしてなりません。近年の、異常とも思える健康ブームのなか、あまりにストイックに、〝健康的に〟生きることが果たして人間にとって幸せなのだろうか？　そう問いかけているような気がするのです。でも、早とちりしないでください。不健康な暮らしより、健康的な暮らしのほうがよいにきまっています。大切なのは、〝健康的な暮らし〟の中身なのです。

〈冷え〉のメカニズムを説明する時に、交感神経と副交感神経の話をしました。人間は緊張すると交感神経優位になり、緊張が緩むと副交感神経優位になります。交感神経は血管を収縮させ、血行を悪くするので〈冷え〉を助長します。副交感神経はその逆で体の緊張を解き、ゆっくりと休ませてくれます。

体だけでなく心もまた、この交感神経と副交感神経の支配下にあります。何かをしなければいけない、という緊張状態は、ストレスになります。何もしなくていい、という弛緩《しかん》状態は、心を解放してくれます。

人間は長生きしなければならない。健康であらねばならない。そのためにはあれを飲み、これを食べ、早寝早起きせねばならない。つねにそう考え続けることは、あなたを交感神経の支配下に置くことになります。緊張状態のなかで生活することになり、けして〝健康的〟ではありません。

几帳面な人ほど、人並み以上に仕事をこなし、生真面目に人生と立ち向かい、対人関係にも気を配り、その結果、自分ひとりでストレスを抱えこんでしまいます。そういう人は健康に気をつけろと言われると、今度はそれに一生懸命になってしまう。あれはいけない、これもだめ、こうしなければと次から次へと規則を作り、体も心も緊張状態に追いこんで自縄自縛になってしまう人が多いのです。検査結果のちょっとした変化に右往左往し、悲観的になって不要なストレスをためこんでしまう人もいます。

良い意味で、〝いいかげん〟になってみてはいかがでしょう？　さぼったり、遊んだり、してみませんか？　ときにはワガママを言って、嫌われ者になってもいいじゃありませんか。ゆったり、のんびり、マイペースに過ごす時間も、たまには必要です。自分が本当は何をしたいのか、何をしたくないのか、体の声や心の叫びに耳を傾けてみてはいかがですか？　そうやってときには自分を、交感神経の支配下から副交感神経のエリアにシフトしてください。そうすることが〝健康的な暮らし〟には、絶対不可欠なことなのです。

## 病気の原因はあなた自身にある

〈冷え〉の問題を解決するにあたり、ぜひお話ししておきたいことがあります。それは「体の不調の原因は、あなた自身にある」ということ。誤解を恐れずにいえば、単なる〈冷え〉だけではなく、あなたの体のトラブルが深刻な問題となり、重篤な病気になってしまったとしても、「病気の原因はあなた自身にある」ということです。

風邪を引いたり疲れたり、そんな軽微な体の不調だけでなく、高血圧や糖尿病などの生活習慣病、はては心筋梗塞やがんなど重篤な疾患にいたるまで、その根本的な原因は患者さん自身にある、と、私は考えています。その事実と向き合い、それを追求していかないかぎり、本当の意味の治癒《ちゆ》は望めません。

医者である私がこんなことを言うと、怒りを感じる方もいるでしょう。自分は何ひとつ悪いことはしていない、そんなことを言われるとは理不尽だ、責任逃れだ、なんていいかげんなヤツだというおしかりも覚悟のうえで、私はそう考えています。この章では、私がそういう結論にいたった根拠について、お話ししようと思います。

## 人の体のメカニズムは、〈ホメオダイナミクス〉

人間の体には恒常性〈ホメオスタシス〉というものが備わっています。人間の体はつねに正しい状態を保とうとする性質を持っており、なんらかの異常が起こると、自発的に修復するための反応が起こります。自らの力で治癒しようとするのです。人間が本来持っているこの自然治癒能力も含めて、その恒常性を〈ホメオスタシス〉とよびます。

私は研究を進めるにつれ、こうした人間の体のメカニズムというのは非常にダイナミックなものだと思いはじめました。恒常性という言葉では語りきれない、もっともっとドラマティックでミステリアスなものを、人間の体はその内に秘めています。ホメオスタシスを超越する人間の体のシステムを、〈ホメオダイナミクス〉と命名した人がいます。すば

## ホメオスタシスのメカニズム例

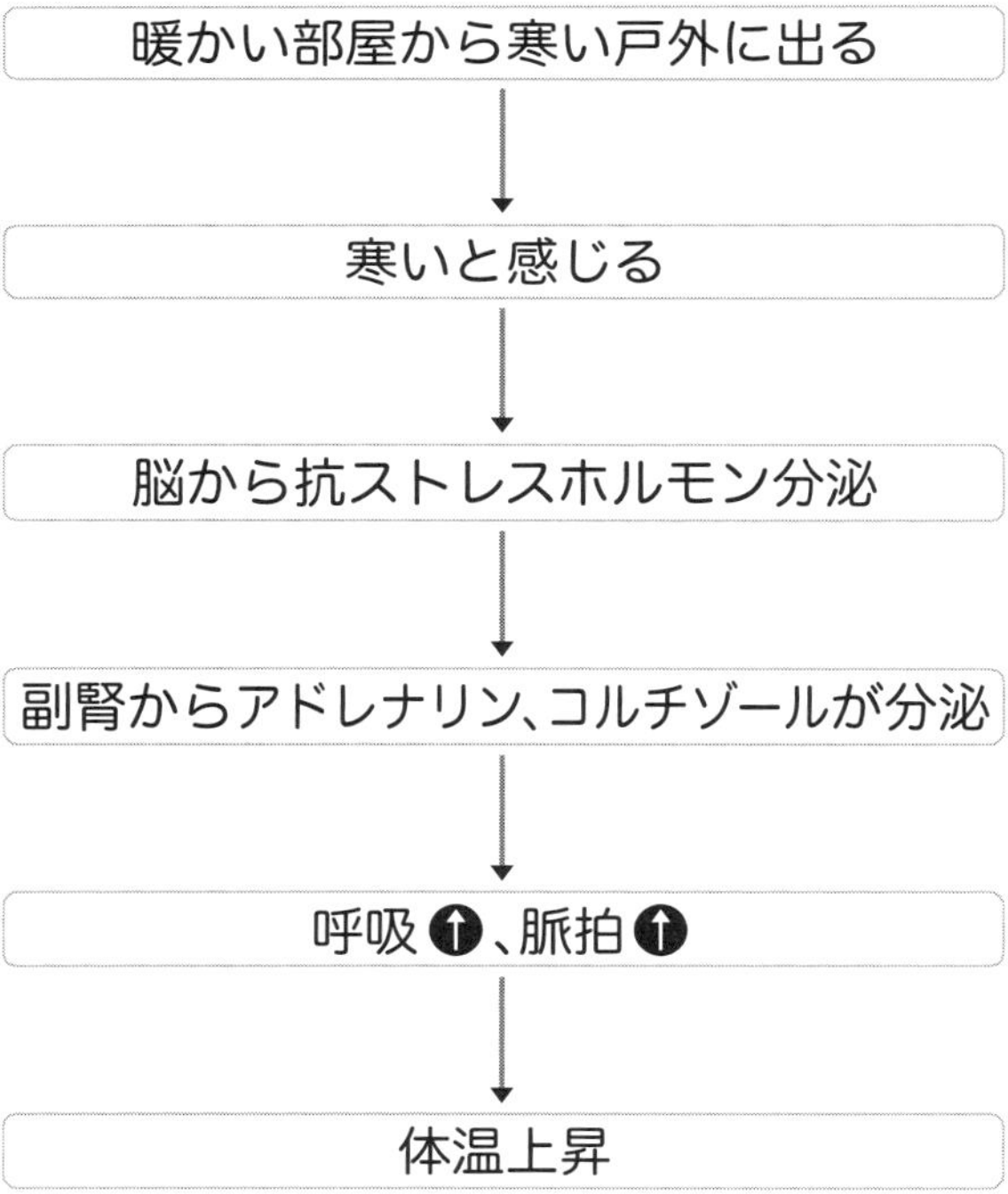
暖かい部屋から寒い戸外に出る
寒いと感じる
脳から抗ストレスホルモン分泌
副腎からアドレナリン、コルチゾールが分泌
呼吸↑、脈拍↑
体温上昇

ホメオスタシス（homeostasis）とは、恒常性と一般的に訳される。ホメオは「同一の」「等しい」、スタシスは「平衡状態」「定常状態」の意。アメリカの生理学者キャノンが１９３２年に命名した。生物体が、外的・内的環境の変化に応じて、その形態的・機能的状態をある一定範囲の安定的な状態に保持すること、及びその機能。哺乳類では、自律神経と内分泌腺が主体となって行われる。

らしい提案です。スタシスというと動かずに安定した（スタティック）ものというイメージがありますが、健康維持というのは安定したものではなく非常に流動的（ダイナミック）なものなのです。

では、健康のメカニズムについて説明しましょう。

まずは、人間の胎生期です。受胎から出産にいたる、たった九か月から一〇か月で、肉眼では見えないほどだった受精卵は3キログラム前後の大きさの胎児に成長します。自然の摂理とはいえ、すばらしいスピードです。あの驚異的な速さに匹敵する成長スピードを持っているのは、がん細胞しかありません。実は人間の誕生には、あるがんの遺伝子が関わっているのです。

人間が先天的にがんの遺伝子を持っていることは、医学的に認知されています。それが誕生に関わるメカニズムに組みこまれた結果だとすれば、合点がゆきます。受精卵の驚異的な成長や分化に、あるがん遺伝子は必須です。その発現は誕生とともに減退あるいは休止するのです。

がん遺伝子が〝休む〟というのは、どういうことでしょうか。それはその細胞が、何もしなければ読みこまれない位置に隠れて存在する、ということです。胎児を成長させるという大役を果たし、体の中のどこかで隠居生活に入ったようなものです。ところが人間が生活していくなかで、過剰な紫外線を浴びたり、ダイオキシンのようなものが体内に入りこんできたり、あるいはウイルスが侵入してくることもあります。すると、本来なら読みこまれるはずのないものが読みこまれてしまう。それがいわゆる、がんの発生とされるものです。

その一方で人間の体の中では、ものすごい勢いで、遺伝子の修復システムが働いています。たとえがん遺伝子が読みこまれそうになったとしても、ほとんどの場合その遺伝子は瞬く間に修復され、がんは発生しません。しかし一部は修復しきれず、がん細胞が発生します。ところが発生したがん細胞は、すみやかに免疫システムが消去してくれます。皆さんが意識しないうちに、その体の中では日々がん遺伝子が読みこまれ、がんが発生し、同時に消えているのです。その、非常に忙しいダイナミックな生体反応、免疫システムの結果を、私たちは健康とよんでいるのです。

## 若年性がんの秘密

年齢を重ねてからがんになるのは、その免疫システムが老化してしまい、できてしまったがんを掃除しきれなくなったからです。体が老化してしまう以上、それはどうしようもない不可抗力かもしれません。

では、若いがん患者は、どうして体の中にがん細胞を増殖させてしまうのでしょう。若い体であれば、修復システムが活発に働くはずです。がん細胞が発生しても、修復され、消えてしまってもよいはずです。

このとき、修復システムの働きを阻害するのが、交感神経の過度の緊張であり、低体温なのです。前にもお話ししたように、交感神経の緊張が長期にわたって続いたり、過度の緊張を強いられたりすると、免疫システムは十分に働くことができなくなります。また、低体温では体内の酵素がフルに活動することができなくなります。

低体温では、本来なら修復されるべき異常な遺伝子から異常なタンパク質、つまりがん細胞が体内に大量に発生し、定着してしまいます。さらに過度のプレッシャー、不快感、

# 遺伝子の免疫システム

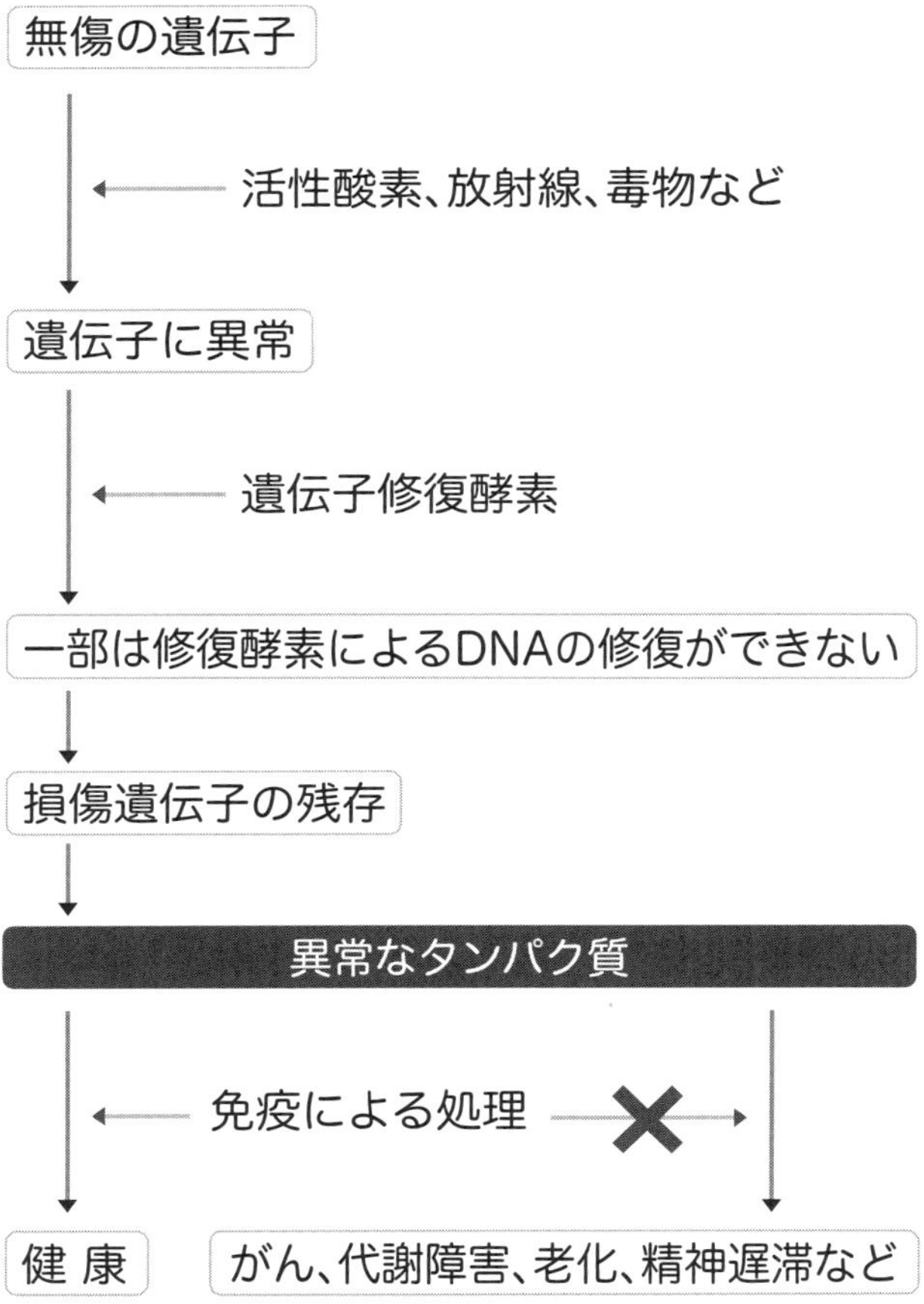
無傷の遺伝子
活性酸素、放射線、毒物など
遺伝子に異常
遺伝子修復酵素
一部は修復酵素によるDNAの修復ができない
損傷遺伝子の残存
異常なタンパク質
免疫による処理
健康
がん、代謝障害、老化、精神遅滞など

違和感、冷え、ストレスなどによって交感神経が緊張を続けると、免疫機能も十分に働くことができないため、そのがん細胞は一過性のものではなくなり、がん組織を形成してしまうのです。

私は医師として、数多くの若年性がん患者と接してきました。四〇代、三〇代のサラリーマンや主婦、二〇代のOL、一〇代の学生もいました。その人たちに発病前の暮らしぶりや仕事の内容などをいろいろ聞いていくと、ほとんどの患者さんは、家庭内にトラブルを抱えていたり、仕事に大きな不満を抱えています。ほとんどのがんは、精神的なストレスから生まれている。私はそう断言してもよいと思っています。

これは、私ひとりの思いつきではありません。独創的な免疫学理論で日本の医学界をリードしている新潟大学の安保徹《あぼとおる》教授も、多くの著書のなかで、がんの原因は働き過ぎと心の悩みである場合が非常に多いことを明言しています。科学的証明はまだなされていないものの、多くの医師たちが、がんと精神的ストレスとの密接な関係性を、実感しています。

だからこそ、その事実を患者さん自身が自覚する必要があります。がんになったということは、それまでの人生や生活のなかに、何かしらの原因があるということだからです。医学はそれなりに進歩していますから、今現在抱えている体のがんは、医学的には切除することができるかもしれません。しかしその後、再び同じような環境に戻り、同様の暮らしを続けていけば、必ず数年後には再発するのです。原因となるストレスを取りのぞき、生活習慣を改善しなければ、がんは治りません。そしてその本当の原因は、どんな名医であろうと絶対にわかりません。その当事者にしか、わからないのです。

## がんにならない自分を作る

私は、がんの発生に関しては、環境的要因と遺伝的要因が大きく作用していると思います。昔は、日本人のがんといえば、圧倒的に胃がんがトップでした。今は明らかに、大腸がんや肺がんが増えています。食生活の変化や喫煙が、そうした結果を招いていると思います。

現在、日本をはじめ世界各国で、がんの研究が進んでいます。その結果、タバコやアスベストをはじめさまざまなものが、がんの原因として槍玉に挙がってきました。しかし逆の発想をしてみてください。例えばあなたが、ある環境的要因によってがんになったとします。ではなぜ、あなたの隣に住んでいる人はがんにならないのでしょう？　その差はどこにあるのでしょうか？　環境だけではなく、あなた自身のなかにも、原因があるのではないでしょうか？

一定の環境にあるすべての人の体に、がんが発生するわけではありません。同じようなストレスを与えられても、受け流すことのできる人もいれば、深刻に受けとめてしまう人もいます。がんになる人もいれば、ならない人もいるのです。そのような抗ストレス力、つまり感受性についても、個人の資質として捉えるべきでしょう。

ここで改めて皆さんにお話ししたいのは、がんにならない自分を意図的に作ってほしい、ということです。あなた自身のストレスは何なのか、逃げずに直面してください。できることならそのストレス源を改善してください。どうやったら自分がストレスを解消できるのか、考えてください。自分が冷えているという自覚があるのなら、その冷えを解消してください。それはあなたの責任です。もちろん、そのための知恵はいくらでもお貸ししします。第三章を読んで、あなたの暮らしのなかの〈冷え〉の原因を取りのぞいてください。

次の第九章では、〈冷え〉を取るために私が有効と思う方法をご紹介します。ですが、私があなたの〈冷え〉を取ることはできません。それができるのは、あなた自身しかいないのです。

## どこかで見切りをつけるべき

◆ケース　男性・八三歳

私のクリニックに八三歳の男性が来院しました。矍鑠《かくしゃく》たる紳士です。二〇年ほど前、胃にポリープが見つかり、手術で取りのぞいたのを最後に、病院とは縁が切れていたといいます。血色もよく、頭脳も明晰《めいせき》、体力・気力ともに十分とお見受けしました。ただここのところ急に食欲が落ちたということで、来院なさったといいます。

気になる咳をしているので検査を受けてもらったところ、肺がんだと判明しました。かなり進行しています。本人もがんであることをある程度予測していたようでした。

私は、このまま治療しないで経過を見てはどうかと提案しました。本人も同意して、それ以降は二か月に一回の診察を続けました。痛みをはじめ諸症状を緩和しながら自宅で闘病を続け、約二年後、他界なさいました。

西洋医学においてはこのような場合、選択肢は三つしかありません。手術によって患部を切除することがひとつ。あとは化学療法と、放射線による療法です。手術が難しい症状の場合には、「手の施しようがありません」ということで治療は終了し、それ以降は延命のための処置になります。そう言われた挙句に私のクリニックに来る患者さんも、けして少なくありません。

私はこのような場合、こう言います。

「やるべきことはいくらでもあります。好きな方法を選んでください」

実際、体の痛みや不快感を取るための方法はいくらでもあります。もっとも簡単な方法は、温めること。どんながん患者でも、患部を温めたり体全体を温めると、それだけで笑顔を見せてくれます。痛みが緩和し、気持ちが落ち着くのです。それだけでもすごいことだと、思いませんか？

もちろん、病気の進行状況を把握するために、西洋医学による検査は必ず受けておいたほうがよいと思います。そのうえで私は、鍼灸やホメオパシーをはじめとするさまざまな治療法を紹介していきます。

人によって劇的な回復を見せる人もいれば、ほとんど何も効果が出ない人もいます。ですが温めたり、さすったり、よい香りを嗅いだりするだけで、患者さんの表情は明るく穏やかになり、痛みなどさまざまな症状が緩和します。なかには驚くほど元気になる方もいます。

がんを取りのぞくことができないのなら、せめてそのようにあらゆる手段を駆使して、共存することを目指すべきではないでしょうか。たとえ余命半年と宣告されたとしても、その半年間を笑顔で過ごすことが、大切なのではないでしょうか。

がん以外にも、治らない病気はたくさんあります。高血圧は治りません。高脂血症も治りません。糖尿病も治りません。どれも、コントロールすることはできても、治すことはできないのです。患者さんは皆、その疾患と仲良く付き合いながら生きていくしかありません。がんという病気もそれらの病気と同じ。共存するしかないのです。

そして、患者さんが落ち着いたところで、あえて私は、こう言うのです。

「がんが治ったとしても、人間、いつかは死にますよ」

## 大人しく死にましょう

これまでの医療に欠けていたもの。それは、死を受け入れることです。

今までの西洋医学において、患者の死は敗北でしかありませんでした。患者の体中に管を取りつけ、あらゆる医療テクニックを駆使して患者の延命に汲々《きゅうきゅう》としてきたのは、西洋医学が絶対的な敗北をなかなか認めようとしなかったがゆえではないでしょうか。近年、ようやくターミナル・ケアという概念が浸透してきたものの、死を前にした患者の意志をどこまで尊重できるのか、未だ試行錯誤の段階にあると思います。

また患者の側も、自らの死を前にした時、それをどう受け入れるのかを自分の意志で決定できる人は、多くはありません。どこまでの医療を望むのか。どこまでの延命措置を受け入れるのか。あるいは必要以上の処置を拒否する強い意志があるのか、ないのか。

例えば前述のように、八〇代のがん患者が私のもとに来たとします。そのがんがかなり進行している、あるいは処置しようのない病態だったとします。私はそんな時、穏やかな言い方を選びながら、死を受け入れることを提案します。人間は、どこかで見切りをつけることが必要です。そのタイミングを教えてあげることも、医師の務めではないかと思うのです。残された日々を、どう生きるのか。それを考えることは、自らの死を正面から受け入れたその段階から、ようやくできることなのではないでしょうか。

患者さんによって、病態によってできることはさまざまですが、西洋医学による治療で苦痛を取りのぞき、できるだけのことはしたうえで、漢方から民間治療まで、数ある選択肢のなかから患者さんが好きな治療法を選ぶことができるのです。そうすることによって残された日々を快適に過ごせるのなら、それこそが医学の成果とよんでもよいのではないでしょうか。

## がんでラッキー?

たとえがんが治っても、人はいつか必ず死にます。結局人間は、一〇〇パーセント死ぬのです。不老不死はありえません。ですから死なないことを目標にしてしまうと、挫折するだけです。それより考えるべきことは、どうすれば楽しく死を迎えられるか、ということ。突然死でないのなら、死への猶予がいくぶんか残されているのなら、人は自分の死を美化することができます。死を覚悟した時点から自らを改め、短い間でも愛と感謝をもって生きたら、死んだ後、「惜しい人を亡くしました」と言ってもらえるはずです。

そういう前提で考えると、がんというのは実に都合のよい病気かもしれません。医学の進歩のおかげで、苦痛はある程度コントロールできるようになりました。

そしておおよその死期は予測することができます。たいていの人には半年以上の猶予期間があります。たった半年、と思う方もいるでしょう。残る家族や、やり残した仕事を思えばあまりに短い時間ですが、突然死や事故死で世を去る人のことを思えば、準備期間があるだけでも、まだしも、と思うべきかもしれません。がんは、あとに残る家族や友に別れの言葉を告げ、整理すべきものは整理してからこの世を去ることができる病気なのです。

団塊の世代が定年を迎える時代となりました。世の中には確実に、高齢者が増えています。病院の風景は今後、どう変わるのでしょうか？　高齢者が増えるということは、自らの死を間近に感じる人間が巷《ちまた》にあふれるということです。身近な人間の死を経験する人もまた、どんどん増えていくはずです。一〇年後、二〇年後、日本人は徐々に、死生観を変えていくかもしれません。それは当然のことながら、人生観をも変貌させていくはずです。

# 第九章　さあ、温めて〈冷え〉退治!!

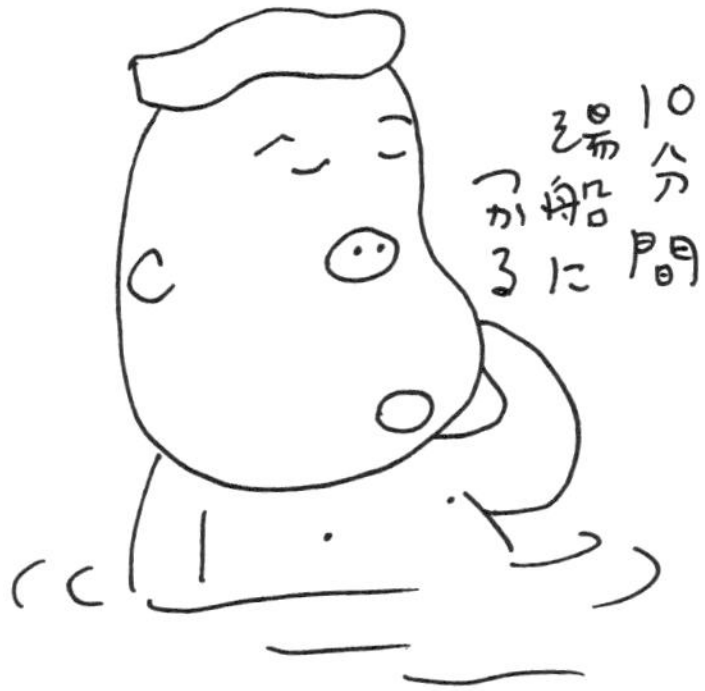

## 温める前に

この章では、自分で自分の体の〈冷え〉を取り、体を温める具体的な方法をお教えしようと思います。どれも、私がクリニックで実際に患者さんたちに提案している方法です。簡単なので、すぐに実行できると思います。

でもその前に、ひとつだけ約束してください。それは無理をしない、ということです。体の〈冷え〉を取るのは、体を楽にしたいからです。なのにその体がつらい、しんどいことをしてしまっては、意味がないのです。特に持病のある方、体調に不安のある方は、主治医と相談したり、自分の体と相談しながら行ってください。まずは気持ちを楽にすること。それが、体から〈冷え〉を取るための第一段階なのです。

また、私はほとんどの不調に対して温めることをお勧めしていますが、温めてはいけない場合も、もちろんあります。

炎症部分は、けして温めないでください。ねんざや関節炎など、熱を持っている部分や、細菌に感染して化膿している部分は、温めないでください。痛みをともなう炎症や、目で見て明らかに赤く腫れあがっているところは、温めないことです。

腫れや熱が引いた後には、温めたほうが回復が早くなります。

## 一〇分間入浴法

体を温めるのにもっとも効果的な方法は、お風呂に入ること。それもじっくりと湯船につかることです。体を副交感神経優位の状態に切り替え、心身ともにリラックスさせるためには、さほど熱さを感じない、ぬるめのお湯のほうがよいでしょう。心地よさを感じる温度には個人差がありますが、体温プラス４度程度のお湯に入った時、人はもっとも快適に感じるといわれています。体温が36～37度であれば、風呂の湯の温度は40～41度程度でしょう。

しかし副交感神経を優位にするには、この温度でも熱すぎます。38～40度程度のお湯に長時間つかって、体温を上げる訓練をしてほしいものです。第四章でお話ししたヒート・ショック・プロテイン（ＨＳＰ）も、体温より２度くらい高い温度で生成されます。

さて体を温めるには、どの程度の時間、湯につかればよいのでしょうか？

首から下の全身が湯につかる全身浴なら、約三〇分が理想ですが、最低でも一〇分間を目標にしてください。熱くなってきたら湯から手や腕や胸元を出したり、水で濡らしたタオルで頭を冷やしたりすると、しばらくはしのげます。とはいえ、個人差がありますので、つらくなったら無理をする必要はありません。

胸元から下だけ湯につかる、半身浴という入浴法もあります。できるだけ浴槽の外も温めておくことが大切ですが、寒さを感じる場合には肩に乾いたタオルなどをかけておいてもよいでしょう。下半身しかつかっていないのですが、そこで温まった血液が全身を駆け巡るので、やがて大量の汗をかきはじめます。目安は約三〇分から一時間ですが、慣れないうちはのぼせてしまう人もいます。徐々に体を慣らしてください。

全身浴の場合も半身浴の時も、湯から出る時には急に立ちあがらず、ゆっくり時間をかけてください。

**昔ながらの湯たんぽ**

より経済的に体を温めるには、懐かしい湯たんぽを使うという手があります。

小さめの湯たんぽに70度程度のお湯を注ぎ、しっかり蓋《ふた》をして、毛布か厚手のタオルなどで巻き、腿《もも》の上に乗せる。それだけでＯＫです。私が子どもの頃は古くなったセーターなどでくるんでいました。湯たんぽは他のどんな方法よりも、ゆっくり、じんわりと体を温めてくれます。お湯を沸かすだけで長時間利用できますから、省エネかつ経済的です。

温める場所は、どこでもよいのですが、私が〈冷え〉を訴える患者さんに勧めるのは、足の腿を温めることです。腿には筋肉がたくさんあるので、そこを温めれば効率よく、全身に熱が伝わっていきます。ただし汗をかいてしまうと冷えるので、汗をかきそうになったら湯たんぽをお尻のほうに置きかえてください。腿とお尻を交互に温めるのです。椅子に座って何か作業をしている時、読書をする時、パソコンを使う時、テレビを見る時、いつでも腿から腰、そしてお尻を温めておけば、〈冷え〉が体に入りこむ心配はありません。

## ペットボトル活用法

湯たんぽがない時は、ペットボトルで温めるという手があります。

まず、ホット用のペットボトルを用意します。その中に約40度のお湯を注ぎます。さらに、蒸気によって熱の伝導率を高めるために、お湯で濡らしたタオルを巻きつけます。上からビニールの袋などをかぶせて、腿に乗せておけば、体はすぐに温まります。

このペットボトルを一日二回、約一五分ずつ腿に乗せて温めるのが目安です。

以前、テレビの番組でこの方法を紹介しました。冷え症の女性モニターにこのペットボトルを約一週間、一日二回、一五分ずつ乗せてもらったところ、その女性は全身の体温が上がって、確実に〈冷え〉の症状が取れました。

女性がよく立ち寄る雑貨店や健康グッズ売り場などでは、電子レンジで一～二分チンするだけですぐに使え、またくり返し使えるという現代版湯たんぽのようなものも売られています。特殊な繊維を織りこんで、加熱しなくても適度に保温してくれる〝温めグッズ〟も登場しました。自分が使いやすいものを、選んでおきたいものです。

ただし、どんな温めグッズを使うときにも、低温火傷《やけど》にはくれぐれも注意してください。高温で火傷してしまうときにはその場で痛みがありますが、低温火傷は気がつかないうちに表皮の下にダメージを受けます。低温だからと油断しないでください。個人差があるので、何度以上のものを何分以上当てないなど、具体的な注意はできません。自分の調子を見ながら、同じ部位に長時間熱源を当て続けないよう、配慮が必要です。

## 首に温タオル

冷え症の女性を介護した経験のあるスタッフから教えてもらった、簡単な温め方法です。ぞくぞくっと寒気がするときなどに、試してみてください。体全体がじんわり温まります。肩こりや頭痛にも効果があります。

- フェイスタオルを二枚と、ビニール袋を一枚用意します。
- 一枚のタオルを水にくぐらせ、固く絞ってから電子レンジに入れます。
- 約一分間チンします。
- 熱くなっているタオルを火傷しないように気をつけて取りだし、軽く広げてから小さくたたんでビニール袋に入れます。
- 熱いタオルを入れたビニール袋をもう一枚の乾いたタオルのまん中に置き、包みこみます。
- 包んだ熱いタオルの部分を首の後ろに当たるように巻き、残った部分で首に結びます。

## 携帯用使い捨てカイロを使う

使い捨てカイロの発明は、人類の〈冷え〉史上画期的な発明だと思います。特に近年、これ商品開発が進んで、体温よりも2～3度高めの40度を維持できる製品ができました。これを患部に当てておけば、症状の緩和に効果が上がるはずです。なかには蒸気などの、湿気をともなう熱で温める製品もあります。これは蒸気温熱法といって、体の深部にまで熱を伝えるにはもっとも効果的な方法です。

さて、〈冷え〉を取るにはどこに貼るのがもっとも効果的なのでしょう。皆さんはお腹や背中、首の後ろなどいろいろなところに貼っているようですね。もちろん貼って気持ちがよい場所に貼るのが一番ですが、生理的に有効と思われるのは、お尻の上の仙骨のあたりです。ここは自律神経の通り道なので、ここを温めることによって自律神経が活性化し、毛細血管が開いて全身の血行がよくなるのです。

手足が冷えるのがつらいため、手や足先を温める人もいますが、実はそれはあまり効率のよい温め方とはいえません。その部分だけしか、温めることができないからです。お尻や背中など胴体を温めれば、血行がよくなり、そこから温かい血液がどんどん手足のほうに流れていきますから、全身が温まります。

**靴下**

家の中では素足が一番、と主張する人は多いですね。特に男性は裸足でぺたぺたと歩くのがお好きなようです。しかし本人は気がついていないだけで、足から冷えている人はたくさんいます。寒気がする時、疲れを感じている時、靴下を履いてみてください。一足だけでなく、一足履いた上からさらにもう一足を重ね履きすると、驚くほど温かさを感じます。スニーカー用の浅いタイプの靴下ではなく、足首の関節まであるものがよいでしょう。関節が覆われている靴下のほうが、圧倒的に温かいのです。膝まである長いタイプなら、さらに良し。足首を温めると肩のこりも軽くなります。ちなみに私自身は、五本指靴下の愛用者です。指の股を刺激するからでしょうか、これを履いていると全身の血行がよくなるような気がします。体もいつもぽかぽかと温かいのです。

## 腹巻き

昔ながらのラクダの腹巻きもよいのですが、最近はデパートの下着売り場などでカラフルな腹巻きを売っています。腹巻きはお腹だけでなく、背中も温めてくれます。胃や腎臓など重要な内臓が疲れている時には、本人が意識しないうちに背中の筋肉が異常にこっているものなのです。腹巻きで背中が温まると、ふわっと緊張が解けて、驚くほどリラックスできます。もちろんお腹も温まるので、大腸の調子も整うでしょう。

## 歩く

体を温めるために、運動も不可欠の要素です。運動することによって血流が促進され、体温が上がり、先に紹介したヒート・ショック・プロテインが生みだされます。筋肉は人間の体温の約四割を生みだす発熱器官なのです。細胞を強化し、免疫力を上げ、元気を生みだします。

特別なスポーツを始める必要はありません。今流行のウォーキングなら、いつでも誰でも行える、簡単な運動になります。人間の筋肉の3分の2は、下半身に集まっています。日常的に歩いて下半身の筋肉を鍛えることで、基礎体温は徐々に上がっていきます。歩けば歩くほど血行がよくなり、むくみも取れます。歩くことによって筋肉が収縮・拡張し、下半身にたまった血液が心臓へ勢いよく戻っていくからです。全身の血流がよくなり、体中の細胞や組織の代謝が促されて、体温が上昇します。歩き慣れてくると、だるくて少々体調が悪い日でも、歩けばすっきりするようになります。

一日一〇分でもいいのです。徐々に時間や距離を伸ばしていって、一日三〇分くらい歩くようになると、体調がよくなっていることが自覚できるはずです。膝や腰に問題がないのなら、エレベーターを使わずに積極的に階段を利用しましょう。坂道の上り下りは、平坦な道を歩くよりも筋力アップに効果的なのです。

**呼吸で体温を上げる**

呼吸と自律神経とは、密接な関係にあります。呼吸は息を〈吸う〉と〈吐く〉とでワンセットになっていますが、〈吸う〉は交感神経が、〈吐く〉は副交感神経が担当しているのです。この仕組みを利用して、体をリラックスさせることができます。

緊張して体が冷えている時は、意識して深く息を吸いこみ、ゆっくりと時間をかけて吐きだしてください。副交感神経が作動してリラックスできるはずです。体も自然にぽかぽかとしてくるはずです。

逆に、緊張感がなく体が緩んで低体温になることもあります。そういう時は強く息を吸いこみ、浅く吐きだして交感神経優位にしましょう。体が活性化して体温も上がります。

口呼吸と鼻呼吸の使い分けも可能です。

口呼吸は浅い呼吸になるため交感神経優位になります。鼻呼吸は深いゆったりとした呼吸になるので副交感神経が優位になります。リラックスするためには口を閉じて、鼻で呼吸することです。

前述しましたが、子どもたちには鼻呼吸させるよう、習慣づけましょう。赤ちゃんにはおしゃぶりを与えて、自然に鼻呼吸を覚えさせることです。

## 指揉み・指組み

手の指を揉んだり、組んだりするだけで、体全体が温まる方法があります。

まずは次頁のイラストを参考に、やってみてください。指先をしばらく揉むだけで、手がぽかぽかと温まってきます。指を軽く組んでいるだけで血行がよくなり、腕の疲れがとれていくはずです。

こんなことをしても温まるのは手先、指先だけだろうと、見くびってはいけません。指先は体の末端、静脈と動脈が切り替わる大事なポイントです。ここの血行がよくなれば、心臓へ還っていく血液の流れがよくなります。必然的に心臓から出て行く血流も増えますから、全身の血行も改善されます。肩こりや疲れ、だるさも軽くなります。体温も上昇します。ほんの少し指先を刺激するだけで、驚くべき効果があがるのです。

簡単な動作ですから、ことさらに時間をさく必要もないでしょう。電車の中や、テレビを見ているときなど、手持ち無沙汰のときにはこうして指先を揉んだり手を組んだりすることを、癖にしてしまえばよいのです。

これは私がクリニックでの治療に取り入れ、大きな成果をあげている〈血の道療法〉のひとつです。はるか平安時代の昔から一子相伝という形で受け継がれてきた民間療法で、

## ほおずき揉み

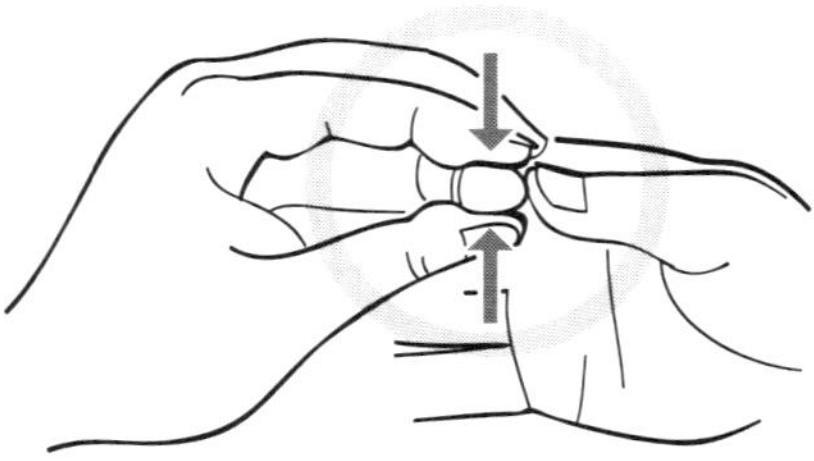

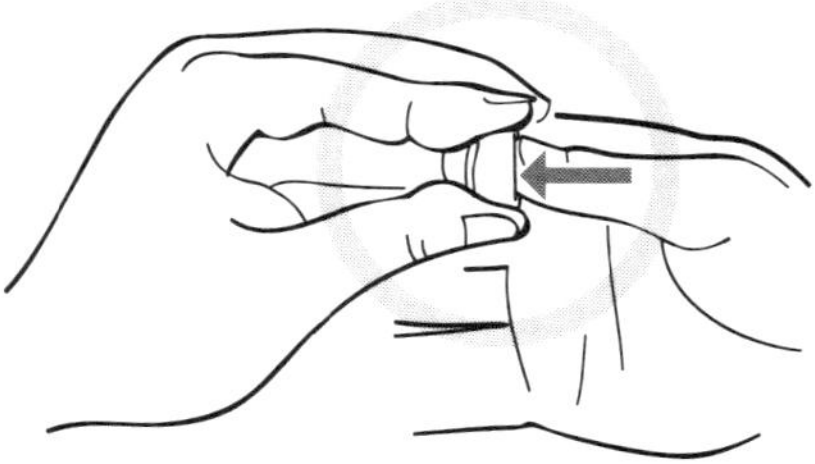

爪の両脇を指ではさみ、指の腹は親指で押さえる。爪の両脇と指の腹を図のように交互にプッシュ。ほおずきの実をつぶさないように揉むような力加減で。親指は違う手の親指と人差し指ではさみ、同じ手の人差し指で押さえるとやりやすい。

## 指組み

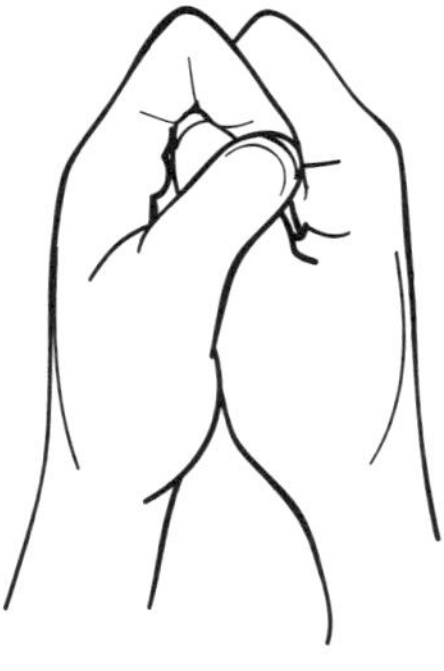

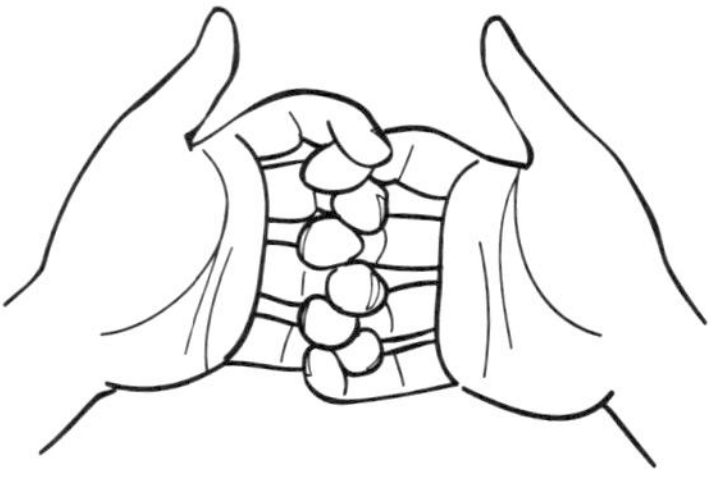

両手の第一関節を合わせるように組み、指先を内側に入れたまま軽く手を合わせる。電車の中やテレビを観ながらなど、じっとしているときにやると、次第に体も温まってくる。

現代になって少しずつ公開されるようになりました。

〝血の道〟とは、血の通り道、つまり解剖学的には血管ということになりますが、実際にはもう少し広い意味を持っています。〈血の道療法〉というのは体の不調の原因になっている「ドロドロ血」や血管のトラブルを改善し、健康を取り戻そうというもの。この指揉みや指組みもそうなのですが、解剖学など存在しなかった昔に、どうしてこれほどまでに的確な療法が生み出されたのか、不思議でなりません。同時に、大昔から〈冷え〉は人間の大敵だったのだと、改めて認識した次第です。

### 体を温める食べ物

食べ物には体を温める食材と冷やす食材があります。〈冷え〉を実感している方は、体を温めてくれる食材を中心に食べていれば、徐々に〈冷え〉は改善されていくはずです。

では体を温めてくれる食材とは、どんなものなのでしょうか。大まかな目安をお教えしましょう。

まず色は、赤・黒・橙色の食物です。代表的なものに、赤ワイン、黒ビール、蕎麦、黒砂糖、根菜、海藻、チーズなどがあります。

産地でいうと、寒い土地で取れる食材は、体を温めてくれるものが多いようです。例えばリンゴ、サクランボ、ブドウ、プルーンなど。北の海で捕れる鮭や鱈《たら》も、体を温めてくれる魚です。

硬いもの、水分の少ないもの、ナトリウムの多いものも、体を温めます。玄米、小豆、塩、みそ、しょうゆ、明太子、ちりめんじゃこ、佃煮、漬け物、肉、魚介などです。

体を冷やしてしまう食材も数多くあります。そういうものを食べる時には、加熱したり塩を加えることで、体を冷やさない工夫ができます。生野菜は体を冷やしがちですが、塩をふれば体を温める食品になります。塩は体を温める一番の食品なのです。寒い地方ほど塩味がきいた味付けをするのは、そのことを経験的に知ったうえで、人々が暮らしに取りこんでいた生活の知恵なのです。ただし高血圧などの持病のある方は、必ず主治医に相談してください。

また、どんな食品を食べるにしても、暴飲暴食だけは絶対に避けてください。食べ過ぎると消化を促進するために体中の血液が消化器に集まり、その結果他の臓器や筋肉に血液が行き届かなくなり、体を冷やしてしまうのです。

## 健康食品について

私の外来では、自然医療外来でさまざまなCAMの相談にも乗っています。西洋医学のセカンド・オピニオンやカウンセリングにも応じています。そこで多い相談は、健康食品に関するものです。

水溶性キトサン、霊芝《れいし》、サプリメント、EPA(エイコサペンタエン酸)、乳酸菌、玄米、イチョウ葉、キャッツクローなどなど。がん患者には、抗酸化的な働きをする、あるいは、免疫を向上させるといわれるものの人気が高いようです。経験者の談話として、これを食べはじめたら〈冷え〉が取れた、という感想もよく耳にします。

ではこれらの健康食品は、本当に効果があるのでしょうか？　私は相談を受けると、たいていはこう答えます。

「三割バッターでいいじゃないですか。野球ならそれでも一流選手ですよ」と。

過剰な期待は、しないほうがいいと思います。しかしそれによって満足感が得られ、気力、体力が向上するのなら、それだけでも十分な効果だと思うのです。

## 薬をやめる

西洋医学で処方されるほとんどの薬は、交感神経を刺激して体を冷やしてしまいます。炎症を抑えたり、発熱を下げたり、痛みを和らげたり、苦痛にあえいでいる時に薬は大変ありがたいものですが、一時的に症状を抑えているだけの薬も少なくありません。その原因となっている体の不調を、根本的に治しているわけではないのです。

いえそれどころか発熱や炎症は、実は体が自発的にトラブルを治そうとしている反応です。体温を上げて白血球を増やし、侵入してきたウイルスなどと闘おうとしているのです。にもかかわらず少しでも熱が出ると解熱剤を飲むというのは、せっかく治そうとしている体の反応を抑えこんでいるのと同じです。

医師である私が薬をやめろ、というのはかなり矛盾していますが、〈冷え〉を解消するためには、薬はなるべく飲まないにこしたことはありません。どうしても痛みや炎症を我慢できない時にだけ、薬を使うべきでしょう。慢性的に薬を飲むのは、なるべくなら避けたいものです。もちろん、主治医と相談したうえで、決定してください。薬はなるべく短期間に必要な量だけ使うべしというのが、私の意見です。

### 消炎鎮痛剤をやめる

第七章にも書きましたが、消炎鎮痛剤もまた、体を冷やす一因となっています。肩こりや腰痛の人は気軽に消炎鎮痛剤を利用していますが、使い方によっては症状を悪化させてしまうこともあります。

消炎鎮痛剤は血流を減らす代表的な薬です。その部分の血流を止めることで、痛みを和らげているのです。とりわけ経皮吸収の消炎鎮痛剤は、その部分だけに効果を望んでいても、結局は全身の血流を抑制してしまう場合があります。もともと局所の血流障害から痛みが起きているのに、さらに血行を悪くすることになります。貼り続けることによって肩こりや腰痛は少しずつ悪化していきます。

とはいえ、痛みの強い時には使いたくなる気持ちもわかります。私も鬼ではありません。せめて、どうしても痛い時にだけ、使うことにしませんか。痛みはその部分の疲れを回復させるためのもの。入浴などでじっくり温めるほうが、治りは早いのです。

**漢方薬を使う**

体を温める漢方薬にはいくつか種類があります。人それぞれの〈証《しょう》〉、つまりその患者さんの体格や体質、自覚症状や診察所見を総合的に見てから、もっとも適していると思われる漢方薬を処方します。

よく使われるのは、〈八味地黄丸《はちみじおうがん》〉です。これには山薬《さんやく》、附子《ぶし》など体を温める生薬が入っています。血液循環をよくして体内に滞っている余分な水分を排出させる働きもあります。とりわけ高齢者特有の足腰の冷え、痛み、しびれ、むくみや頻尿などにも効果があります。

風邪には、〈葛根湯《かっこんとう》〉をよく用います。有名ですから、ご存じの方も多いでしょう。葛《くず》の根、麻黄《まおう》、ショウガ（生姜《しょうきょう》）、ナツメ（大棗《たいそう》）、桂皮など、これにも体を温める生薬がたくさん入っています。血行を促進し、発汗を促してくれます。

〈人参湯《にんじんとう》〉は、胃腸を温めてくれる漢方薬です。リウマチや手足の関節が痛む場合には、

〈桂枝《けいし》加苓朮附湯《かりようじゆつぶとう》〉を処方します。発汗・利尿効果があり、水分を体から排出して体を温めてくれます。

女性には〈当帰芍薬散《とうきしやくやくさん》〉や〈温経湯《うんけいとう》〉をお勧めします。瘀血を取る、すなわち血行をよくして温めるのです。

他にもベニバナ（紅花《こうか》）やウコン（莪朮《がじゅつ》）など、漢方には体を温める生薬はたくさんあります。カプサイシンを含む唐辛子も、近年とみに体を温めてくれる生薬として有名になりました。しかし漢方薬は効果があると同時に、体質によっては負担を生じる成分もあります。安易に売薬に頼らず、漢方に詳しい専門医に処方してもらうのが賢明です。

### ストレスを減らす

体の〈冷え〉は自律神経が交感神経優位になってしまうことから起こります。このとき、いちばん最初にあげられる原因は、ストレスです。仕事のプレッシャー、対人関係の悩み、将来への不安など、絶え間なく精神的ストレスにさらされていると、心身はつねに緊張状態から抜けだせません。入浴や食事、運動などいくら努力しても、体が休まらないのです。

とはいえ、生活環境や状況はそう簡単に変えられません。ストレスをなくすには、あなた自身の発想の転換が必要です。例えば、思い悩んでいる自分に気がついたら、こんな呪文はいかがでしょうか？

クヨクヨしても始まらない。

明日は明日の風が吹く。

なるようになるのだから、気楽にいこう。

〈笑う門には福来る〉という諺《ことわざ》もあります。思いきり笑うとリラックスできて、気分がよくなります。血行もよくなり、体温も上昇します。

ときには美術館や博物館に行って非日常の事物と触れあってはいかがですか？ 演劇や音楽会に足を運んで、人生を見直す機会を持つのもよいでしょう。映画や書物には、暮しを見つめ直すための新鮮な視点がたくさん詰めこまれています。

今まで歩いてきた人生だけがすべてだとは思わないことです。世の中にはさまざまな生き方があり、それぞれの価値観があります。それらを認めて世界が広がると、あなた自身の視界が広がります。そうなると血流も気分もよくなると実感するのは、私だけでしょうか？

## 睡眠

〈冷え〉がもとで不眠症になる人が多いようです。逆に、体を温めるだけで不眠症は劇的に治ることもあります。寝床につく三〇分から一時間前にお風呂に入り、じっくりと体を温めましょう。足だけでも、足湯を使うなどして温めてほしいものです。昔ながらの湯たんぽを使う、という手もあります。

〈冷え〉がひどい時には、いったん眠りについても朝方目覚めてしまう人が多いといいます。そういう人は就寝前にショウガ湯を飲むとよいでしょう。

## ショウガ湯

体を確実に温めてくれるのが、ショウガ湯です。ショウガをおろす手間が面倒という人は、チューブ入りのおろしショウガでもかまいません。スーパーやコンビニで簡単に手に入ります。湯飲みにおろしショウガ適当量を入れ、温かいお湯やお茶をそそげばそれでできあがり。好みで蜂蜜やジャム、砂糖を加えてもいいでしょう。ウイスキーや焼酎を加えれば、かーっと体が温まるはずですが、酒は一時的に体温を上げた後、反動のように体温を下げてしまう場合もありますから要注意です。

### 血流改善ブラジャー、パンツ

これは女性におおいに関係ありますが、下着もまた、〈冷え〉と大きく関係しています。体を締めつける下着は血流を妨げ、〈冷え〉の原因になるのです。

私のクリニックには下着メーカーと共同で開発した、〈冷え〉対策用のブラジャーもあります。その名は、「いきいき美人」。「日本フットケア協会」（富山県）の発案で作りました。

女性の乳房というのはそれ自体が大変重く、三角筋と大胸筋を引き下げ、その周辺の血流を悪くします。そこで乳房自体をあまり締めつけずに位置を保ち、ストラップにあまり負荷をかけないものを作りました。血行がよくなれば心臓に戻る血液が多くなり、出ていく血液も多くなって全身の血流がよくなり、全身が温まるはずです。

患者さんや看護師に感想を聞くと、おおむね好評です。これをつけると姿勢がよくなり、乳房の形も良く見え、ワンサイズ、バストが大きく見えるといいます。

要望が多いので、〈冷え〉対策用のパンツや靴下も開発しました。

ここでそれらの商品を宣伝するつもりはありませんが、〈冷え〉と下着が密接な関係にあることだけは、覚えておいてください。サイズが小さすぎたり、デザインが体型に合わないブラジャーやガードルは、血行を妨げて〈冷え〉を誘発します。体を締めつけない、快適な下着を選んでください。実は男性用も開発中です。

## 脱〈冷え〉ダイエット

〈冷え〉はダイエットにも大きく影響します。冷えて血液循環が悪いと、基礎代謝が低くなるのでどうしても太りやすくなります。筋肉がつきにくく、脂肪がたまりやすい体になりますから、必然的にやせにくくなるのです。

おまけに、冷えを感じる部分には、そこを守ろうとして脂肪がつきます。お腹やお尻、太腿など、贅肉《ぜいにく》が気になる部分は冷えを感じやすい場所でもあるのです。

やせたいのなら、まずは〈冷え〉を取ること。ここで紹介した〈冷え〉撃退法を日々の暮らしに取り入れていけば、基本的にやせやすい体になります。さらに、より積極的にダイエットに取り組みたいのなら、前述のＨＳＰの性質を利用してみたらどうでしょう。夜寝る前に入浴で体を十分に温めてＨＳＰを体内に産出させ、そのうえで筋トレをするのです。ＨＳＰは筋肉の損傷を修復してくれるので、筋トレの効果が上がりやすくなります。筋肉がつけば基礎代謝量が上がり、体温も下がりにくくなります。リバウンドのないダイエットが実現できるはずです。

# 第一〇章　統合医療の現場から

——〈冷え〉を根治するさまざまな医療

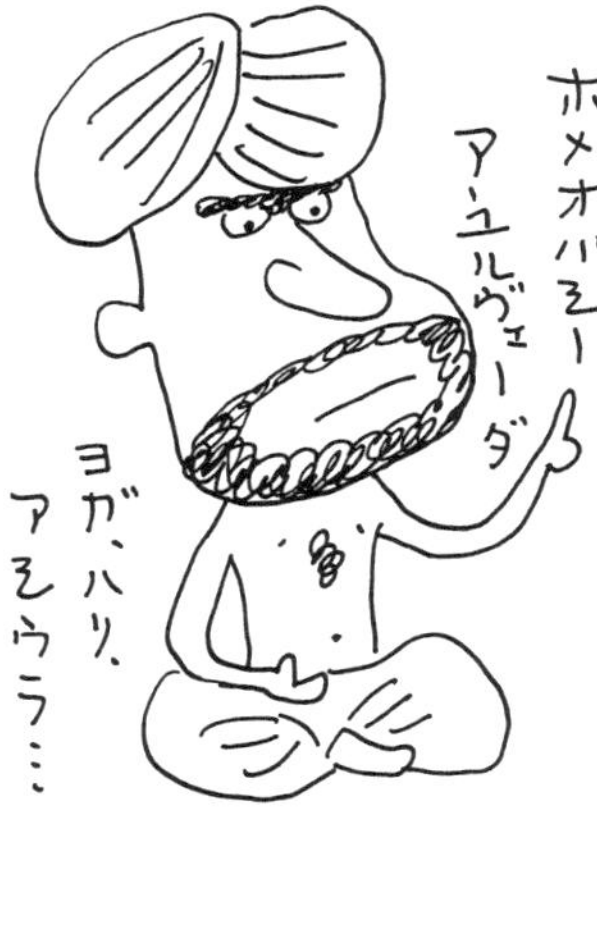
ホメオパシー
アーユルヴェーダ
ヨガ、ハリ、
アミウラ……

## 人はみんな、温まりたい！

近頃、街中に療養所、健康サロンのようなものが増えたと思いませんか？

繁華街には一ブロックごとに、マッサージや指圧、リフレクソロジーなどをしてくれる店がひしめきあい、一五分、二〇分と細かく時を刻んでサービスを提供してくれます。岩盤浴、砂風呂、アーユルヴェーダなど、健康と美容をかねて全身のケアをするサロンも、たとえは悪いのですが雨後の筍《たけのこ》のように増えました。デパートやファッションビル、そして大型書店のなかにはアロマ・オイルやフラワー・エッセンスを扱うコーナーが展開され、人気を集めています。街のあちこちにあるドラッグストアでは、各種サプリメントや健康グッズが飛ぶように売れています。スポーツ・ジムも、ゲルマニウム温浴をはじめいろいろなオプションを揃えるようになってきました。

日本人の平均年齢が上がり、体の手入れが必要な人間が多くなってきたせいかもしれません。豊かな生活が定着し、ボディ・ケアやこうしたサービスに金銭を支払うことに、抵抗がなくなったということもあるでしょう。ですが一番の理由は、予防医学に対する認識が広まったことだと思われます。病気になる前に、自分の健康に投資しておこうという前向きな姿勢が、ごくごく一般的なものになってきているのです。

さらに、多くの日本人が、自分の〈冷え〉に気がつきはじめたのかもしれないと、私は思っています。第一章で書いたように、日本人は心身ともに冷えています。マッサージなどで血行をよくし、多種多様なケアで体を温めると、本当に気持ちよいことに、ようやくみんなが気がつきはじめたのです。バブルが崩壊して長い長い停滞期を経験し、価値観が変わってきたのかもしれません。拝金主義が徐々に廃れ、本当に気持ちよく生きるとはどういうことなのか、みんなが模索しはじめたようにも、思えます。

人の手で優しくもみほぐされると、どんなにこり固まった体も、じんわりとほぐれます。いたわりの言葉をかけられると、冷えきった心も緩みます。この章では、人の心と体を温める、医療の新しい試みを、考えていこうと思います。

## 鍼やヨガも医療とよぶ時代――相補（補完）・代替医療〈CAM〉とは

私のクリニックでは、統合医療の診察を行っています。患者さんの症状やニーズに応じて、従来の西洋医学と相補（補完）・代替医療を効率よく組みあわせたり、適当と思われるものを選択して行おうというものです。相補・代替医療といっても耳慣れない方もいるかもしれません。いったいどんなことをするのか、またどんな効果を上げているのか、ご説明しましょう。

相補・代替医療というのはComplementary & Alternative Medicineを訳した言葉です。アメリカではAlternative Medicineという言葉を使い、ヨーロッパではComplementary Medicineという言葉を使いますが内容は同じです。厳密な定義はありませんが、近代西洋医学で一般的に用いられないもの、プラス近代西洋医学以外のすべての医療をさす言葉です。

二〇世紀に花開いた西洋医学は、急性疾患や感染症などの原因究明とともに、その治療を可能にしてきました。解剖学や治療学を中心にした西洋医学は実に論理的に見え、またそれなりに実績を残したので、主流に躍りでたのです。それまで人々の暮らしに根付いていた伝統医療は科学的に実証されていなかったため、前近代的なものとして排除されてしまいました。しかし、西洋医学は、分析科学的な手法を用いてきたため、その研究対象は病人そのものよりも病気のほうに焦点が絞られがちでした。生活習慣病などの慢性疾患、原因不明の疾患、精神的な要素の関与する疾患、再発性の疾患などについては、治療に苦慮する例も多々あったのです。

最近、クオリティ・オブ・ライフ（QOL）が叫ばれ、病気だけでなく病人全体を治療するという姿勢が重要視されるようになったのも、今までの西洋医学偏重に対する反省からだといえるでしょう。

こうした背景から欧米では、西洋医学の欠点を補い、患者を全人的に治療しようとする相補・代替医療が盛んに行われるようになったのです。近年、アメリカの学会では、CAMにかわって統合医療という言葉が用いられるようになってきました。統合医療というのは、西洋医学とこれらCAMとを統合し、患者さんにとってもっとも快適でなおかつ高い治療効果を目指すものと考えています。

アメリカには日本のような保険制度がなく、個人が入っている民間保険の規模によって、受けられる医療の質は大きく異なります。低所得者は保険料を払えませんから十分な医療を受けることができません。自分で健康を維持する必要があります。そのため、医療よりも安いお金である程度症状を緩和することができる、さまざまな方法が求められてきたのです。政府も医療費削減のために積極的にＣＡＭを取り入れようとしており、全体の医療費が下がってきました。

内容は多種多様です。近代の西洋医学とは違うアプローチで症状を緩和し、病態を改善することのできる民間療法や試みも、このなかに入ります。漢方、鍼灸はもちろんのこと、アーユルヴェーダ、ホメオパシーなど。マクロビオティックなどの食事療法、ビタミン剤、さらには指圧やマッサージ、リフレクソロジーやシン・インテグレーション、ヨガや気功、手かざしや祈りにいたるまで、ＣＡＭに含まれています（二〇二―三頁の表を参照）。ホメオパシーとフラワー・エッセンスについては後ほど詳しく述べましょう。

**ＣＡＭとして復活した伝統医療**

薬物や手術などの手段によって病因を除去しようとする西洋医学に対して、ライフスタイルの改善などによって自然治癒力を向上させ、免疫力を上げようというＣＡＭは、体に優しく、人間的な医療であるとして多くの支持を集めるようになってきました。

本書では〈冷え〉についてさまざまな見地から語ってきましたが、ＣＡＭは〈冷え〉という症状にこそ、活用したい医療です。西洋医学では、〈冷え〉は病気として認められず、また治療に関しても暗中模索であるのに対して、ＣＡＭは実に多種多様な〈冷え〉対策を提示してくれるからです。

## "手かざし"も保険対象に——世界各国におけるＣＡＭの普及

アメリカではＣＡＭを利用しているのは低所得者が多いと同時に、実際には教育レベルの高い人、高収入の人も多いというデータがあります。また近年、ＣＡＭの占める医療費は西洋医学の医療費の自己負担分に匹敵するか、あるいは上回っていることが判明しています。それを受けて、ハーバード、スタンフォード、コロンビアなどアメリカ国内の医学校一二五校(回答一一七校)のうち七五校で、ＣＡＭに対する講義も始まっているといいます(「ＪＡＭＡ」一九九八年九月)。

イギリスはチャールズ皇太子の支援のもとに、国をあげてＣＡＭに取り組んでいます。特にホメオパシーについての研究が進んでおり、王立の専門病院や研究機関が複数ありま

## 現代医学的療法

- 福田-安保理論と自律神経免疫療法
- O-リングテスト
- がんワクチン療法
- 免疫細胞療法
- キレーション
- メソセラピー
- デトックス

キレーションとは、EDTA（エチレンジアミン四酢酸）を用いて血中の毒素や老廃物を排出させ、血流改善する療法。メソセラピーとは、ペインコントロールのためにフランス人医師が開発した注射治療法。

## アジアの伝統医学

- 中医学
- 和漢医学
- 鍼 灸
- 指圧・マッサージ
- 柔道整復
- 整 体
- 操 体
- 気 功
- ヨーガ
- アーユルヴェーダ
- ユナニ医学
- チベット医学

## ヨーロッパの伝統医学

- アロマセラピー
- ホメオパシー
- バッチ・フラワー・エッセンス

## 徒手療法

- カイロプラクティック
- オステオパシー
- AKA-博田法
- リンパドレナージ
- ロルフィングとシン・インテグレーション
- リフレクソロジー

オステオパシーとは、骨格や筋肉のゆがみを整える療法。AKA－博田法とは、博田節夫医師により開発された関節運動学的アプローチのこと。ロルフィング、シン・インテグレーションとは、重力に対してもっとも無理のない姿勢を作り出し、身体を再構成していくボディーワーク。

## 補完・代替医療の分類

### 食事療法と自然療法

- 薬膳
- マクロビオティック
- 断食療法
- ゲルソン療法
- メディカル・ハーブ
- 温泉療法
- 水療法とタラソセラピー
- 森林療法

自然療法（ナチュロパシー）とは、ヒポクラテス以来の療法。薬剤を用いず、食事、運動、加温などで治癒力を誘発させるもの。

### サプリメント

- ビタミン
- ミネラル
- 微量元素
- ω3系必須脂肪酸

など

### 心身相関療法

- リラクセーション
- 心理療法
- 自律訓練法
- バイオフィードバック
- 催眠療法
- イメージ療法
- サイモントン療法
- 瞑想法
- ユーモア療法

サイモントン療法とは、がんのセルフコントロールをめざす心理療法。ユーモア療法とは本来末期がんの痛みに対する治療法として開発されたもの。その他、爆笑することで免疫力を高める笑い療法などもある。

### 五感を利用した療法

- 音楽療法
- 芸術療法
- 色彩療法

### エネルギー療法

- エネルギー療法
- 温熱療法
- セラピューティック・タッチ
- 放射線ホルミシス

セラピューティック・タッチとは、ニューヨーク大学で開発された、手かざし療法の現代版。

す。ほとんどの医師がＣＡＭを推薦しており、なかでも〈スピリチュアル・ヒーリング〉、いわゆる〝手かざし療法〟が公的保険の対象となっているくらいです。

ドイツでは一九九三年より全国の医学部でＣＡＭが必須科目となり、医師国家試験にまで取り入れられています。フランスは一九九八年、ホメオパシーを医学部のカリキュラムに取り入れることを推奨しました。ロシア、オーストラリアでも続々と医学教育にＣＡＭを取り入れています。

日本の場合は、漢方医学という伝統的な医学がありますが、最近ではカイロプラクティックやアロマセラピーなども普及してきました。民間医療として利用者は多いのですが、公的医療機関でＣＡＭを利用できる場はまだまだ限られているようです。

### 近代西洋医学と、どう折り合うのか

ＣＡＭと従来の西洋医学をどう使い分ければよいのか、あるいはどう併用するべきなのか、難しいところです。ケース・バイ・ケース、患者さんの病態や個人差によって判断するべきところですが、私なりに考えている目安をご紹介します。以下の場合には、ＣＡＭ

よりも近代西洋医学を優先させるべきだと思うのです。

まず、西洋医学の薬の効果が確実に期待できる病態である時。急性細菌感染症、ホルモンなど各種欠乏状態の場合、西洋医学の薬は確実に効きます。症状を緩和したうえで、その病気の原因となる体質などを改善するべきでしょう。

緊急処置の必要性が高い場合も、西洋医学を先行させるべきです。外傷、急性心筋梗塞など虚血性心疾患の急性期には迅速《じんそく》な手当が必要です。

器質的変化の大きい疾患、および手術適応のある例も、西洋医学に頼らざるをえません。早期の悪性腫瘍、先天的奇形、手術適応のある動脈硬化性疾患などがこれにあたります。

## CAMの代表選手、ホメオパシーとフラワー・エッセンス

では具体的に代替医療にはどんなものがあるのでしょうか。私たち日本人に馴染《なじ》みが深いのは、漢方医療や鍼灸です。詳しく知らないまでも、漢方薬を飲んだことがある、鍼やお灸を試したことのある人は多いと思います。そこでこの本では、まださほど知られていない、ホメオパシーとフラワー・エッセンスをご紹介しようと思います。

ホメオパシー

近年、俄然《がぜん》注目が集まっているので、この言葉をご存じの方も多いでしょう。今から二〇〇年以上前、ドイツ人医師ハーネマンによって確立された治療方法です。日本語では〈同種療法〉とも訳されます。実はこの考え方はもっと古くから存在し、紀元前のインドの伝統医学〈アーユルヴェーダ〉に記載され、古代ギリシャ時代の医師ヒポクラテスによっても提唱されていました。

ハーネマンはマラリアの特効薬として知られていたキナの皮を煎《せん》じて服用してみました。すると高熱・発汗・衰弱など、マラリアそっくりの症状を引き起こしたのです。そこから彼は、ホメオパシーの基本原理を導きだしました（川嶋朗監修『〝一歩すすんだ〟セルフケアのためのホメオパシー』エンタプライズ、二〇〇五年）。

1 ある症状を持つ患者に、健康な人に与えた時に同じような症状を引き起こす物質を投与し、自己治癒力を刺激する。

2 効果の出る最小限の投与量によって治療する。

「症状を起こすものは症状を取る」という仮定のもとに、ハーネマンは自分の体で人体実験を行いながら、症状を起こさせる物質とその量を確定し、それによる療法（ホメオパシー）を確立したのです。

一九世紀ヨーロッパで流行った腸チフスやコレラ、アメリカで流行した黄熱病などでは、一般的な治療ではきわめて死亡率が高かったのに対して、ホメオパシー治療を受けた人の死亡率はごくわずかだったという記録があります。

ホメオパシーが具体的にはどんな治療法なのか、説明しましょう。それは「毒の情報を体に与えることによって健康を増進する」という画期的な医療です。検出できない程度にまで希釈された量の毒を体に入れることにより、この毒物に対する体の自然治癒力を惹起し、毒が入ったときと同じ症状を呈する病気を治癒せしめるというものです。

ホメオパシーでは各種疾患の治療のために、数千種類という多くの物質をレメディ（ホメオパシーの薬）として利用します。大部分は植物・動物・鉱物など自然界の産物であり、毒性が強いものも少なくありません。治療に使う際には段階的に希釈していき、治療効果の期待できる用量にしてから使います。ハーネマンは当初、毒性が濃いものを投与していたのですが、薄めてみたところ、薄めれば薄めるほど治療効果が高いことを発見したのです。

例えば風邪の引きはじめには、トリカブトやベラドンナを。急性の下痢にはケープアロエや木炭を。月経前症候群にはブッシュマスター（南米の毒蛇）、犬の母乳、プラチナなどを使います。使用する際は通常10の60乗倍という希釈をします。

理論上は分子を含んでいないレベルにまで希釈しているのですが、そういった希釈液が実際に反応を引き起こすことを証明する論文は科学誌「ネイチャー」（一九八八年六月三〇日号）にも発表されており、多くの研究が行われています。

今までの科学や常識では考えられない療法ですが、イギリスやフランス、アメリカでは公的な医療機関でも認可されつつあります。しかし患者の個人的背景を把握したうえで精神・感情・身体の状況を判断し、レメディを処方する必要があるので、使いこなすには長年の研究と経験が必要です。

最近日本でも民間で処方する方がいますが、病気を治すと謳ったら、それは医療行為です。医療行為を無資格者が行うことは、違法です。私は、ホメオパシーによる病気の治療を希望する方は日本ホメオパシー医学会（日本唯一の有資格者団体）の認定医や専門医以外にはかかるべきではないと思います。

〈冷え〉に効くレメディは、寒い地方に生えている植物や消石灰、クリスタルなどを使います。

◆ケース

私のクリニックでホメオパシーを実際に使った時のお話をしましょう。患者さんは専業主婦の三〇代の女性でした。さまざまな体の不調を抱えていたのですが、何度か診察で顔を合わせるうちに、夫への不満をもらしました。夫は家の外では好人物として振る舞っているのですが、家の中では横暴でわがままでどうしようもない、大変不快だというのです。そのストレスが体の不調の大きな原因になっていると思われました。そこで、「内弁慶」という特徴を持つ人に効果的なレメディを、小さな瓶に入れて渡しました。次の診察日、彼女はにこにこしながら報告してくれたのです。夫のお茶にそのレメディを一、二滴垂らして飲ませたところ、目に見えて態度が変わってきたとか。「結婚以来初めて私の話を聞いてくれました」と言います。彼女自身の症状もその後軽減し、通院の必要はなくなりました。結局、私のホメオパシーの成果は、彼女の夫の心の〈冷え〉を取ることだったのかもしれません。

## ホメオパシーと似て非なる放射線ホルミシスの話

ホメオパシーの話をすると、たいていの人は同じ反応を示します。まず、毒薬でもあるトリカブトを使うと聞いて、興味津々といった顔になります。そしてトリカブトを10の60乗倍にまで希釈すると聞いて、今度は胡散臭そうな顔をするのです。そんなに薄めて、成分すら残らないはずだ。それを使っていったい何の意味があるのだ、と。

なぜそんなに薄めてしまったものが効くのか、量子力学や化学の観点から研究が進められていますが、いまだに解明されていません。

ホメオパシーとは異なりますが、ホルミシスという現象があります。まず、バクテリアを培養する寒天にバクテリアを繁殖させます。まん中に穴をあけて、そこに抗生物質を入れます。すると抗生物質を中心に、バクテリアが生えない円ができます。これを、阻止円といいます。抗生物質の濃度を薄くすればするほど、抗生物質の効果は小さくなり、阻止円は小さくなります。

しかし、この研究を続けていくうちに、ある時、劇的なことが起こりました。抗生物質をどんどん薄めていき、一定の濃度以下になった瞬間に、周りのバクテリアが一気に、より増殖したのです。抗生物質は、希釈していくにつれどんどんその効果も薄らいでいたのですが、ある濃度になった瞬間に、バクテリアにとって有害であった抗生物質が無害になるどころか、有益になってしまったのです。この現象を、ホルミシスといいます。

私たちは、あるものが効果を上げる時、その成分が濃ければ濃いほど効くような印象を持っています。しかし逆に薄めて薄めてある臨界線を越えると、正反対の効果を上げることがあるのです。これが、ホルミシスの醍醐味《だいごみ》です。

さらに、こんな話もあります。

私がアメリカ留学から戻ってすぐのこと、ラジオアイソトープを使った実験をするために、講習を受けに行ったことがありました。その時に講師の先生が面白いことを教えてくれたのです。低いレベルの放射線をがんに当てるだけで、がんが消えてしまうことがある、というのです。前述の、ホルミシス現象です。これは一部の教科書にも記載されている、事実です。

低いレベル、というのは、自然放射線の一〇万倍程度の放射線です。それを当てると、体の中でＳＯＤ（スーパーオキシドディスムターゼ）やグルタチオンペルオキシダーゼなど、老化のもととなる細胞内の活性酸素を中和してしまうものがぐんと増えるのです。そしてその効果は何日ももちます。つまりそれは、酸化し、錆《さ》びついた細胞を若返らせる、驚異的効果ともいえます。

がんを殺す時の放射線治療では、その一〇〇倍くらいの量を使っています。その高濃度の放射線によってがん細胞だけでなく、正常細胞にも悪影響が出て、体のダメージになってしまうこともあります。放射線ホルミシスというのは、有害であるはずの放射線が人体にとって有益なものになってしまう、奇跡的な現象です。放射線の世界にも、ホメオパシーに似た現象があるのです。

## フラワー・エッセンス

「人間が病気になるのは、否定的な感情が原因になっている」そして「花から抽出されるエッセンスのなかには、人間を調和のとれた状態に戻してくれる、天然の物質がある」。そんな前提のもと、人間のネガティブな感情を花のエッセンスによって癒し、同時に体の病気も治してしまおうというのが、フラワー・エッセンスの理念です。二〇世紀初頭、イギリスの医師であり、著名な細菌学者であるエドワード・バッチ博士が考案しました。博士はイギリスの野生の花から三八種類のフラワー・エッセンスを作り、その後も後継者たちが多くのエッセンスを開発、研究してきました。

フラワー・エッセンスはきわめて厳しい条件のもとで作られています。まず、晴天の早朝、夜露に満たされた新鮮な花を摘み取ります。水の入った器にこの花を浮かべ、温かい太陽光のなかで数時間放置します。こうして花の持つエネルギーが水に転写されるのです。さらにこの水を活性化し、希釈したうえでフラワー・エッセンスとして販売され、使用されるのです。花にはそれぞれ性質があり、その人にもっとも必要と思われるフラワー・エッセンスを選んで服用します。

このエッセンスそのものには、幸福感を生みだす作用はありません。もちろん〈冷え〉

を取ってくれる力もありません。しかし私たちの意識に刺激を与え、自分自身が抱えている問題に気付き、取り組む勇気を与えてくれるのです。その問題が解決する頃には、以前から抱えていた体の不調も、消えているはずだというわけです。もちろん、それぞれの条件や人柄に合わせて処方されるので一概には言えませんが、具体的な処方例をご紹介しておきましょう。

「リラックスできない」という人には、インパチェンスを。「潔癖症で緊張感が取れない」人には、クラブアップルを。「漠然とした恐怖感に苦しんでいる」人にはアスペンを。「怒りの感情を抑えられず、ヒステリー気味」という人には、ホリーを。それぞれのフラワー・エッセンスを飲み物に混ぜてゆっくり飲んだり、湯船に垂らしたりします。

人間の感情が病気を引き起こすという仮定は、心の〈冷え〉が体の不調を引き起こすという私の見解を大いに力づけてくれるものでした。私がクリニックで提供する代替医療のなかでも、フラワー・エッセンスは人気があります。確実に心を温め、結果的に体をも温めてくれるようです。

## 目に見えないパワーを信じる

ＣＡＭには大きな欠点があります。それは、エヴィデンス（実証）に乏しいことです。痛みが取れた、リラックスできる、気分がよくなる、すっきりする、元気が出たなど、施術後の実感はあるとしても、それを物理的に証明したり、数値で表すことはきわめて難しいのです。

例えば、ストレスの有無や強弱を数値で測ることはできません。気功の〃気〃は、それを発したり受けたりする人間がそれを実感しているとしても、第三者からは見ることも感じることもできません。指圧やマッサージの基本理念となる〃経絡〃についても、血管や血液のように目に見えるものがあるわけではないのです。同様に、〈冷え〉の有無や強弱も、数値で測れるものではなく、また第三者によって共感できるものでもありません。

しかし、西洋医学だけが医療のすべてではない、というのが昨今の医療現場の実感であるならば、数値で測れる熱や体重、血圧だけが人間の体のバロメーターではないと、ここで改めて認めるべきでしょう。目に見えない〃気〃はたしかに存在します。経絡は現実のものであり、〈冷え〉もまた、たしかに存在するシリアスな病態です。

統合医療とは、そうした目に見えない現実をも包括した、新しい医療であるべきです。個人の年齢や性別、性格、生活環境、さらに個人が人生をどう歩み、どう死んでいくかまでを考え、西洋医学、補完・代替医療を問わず、あらゆる療法からその個人に合ったものを見つけ、提供する医療なのです。

# あとがき

最近、いじめによる子どもたちの自殺が問題になっています。まさに「心の〈冷え〉」の究極の姿ではないでしょうか？

いじめる側、いじめられる側、いずれもどのような育てられ方をしてきたのでしょう？　またそのような子どもたちの親はどのような人生を歩んできたのでしょう？

いじめられる子どもは、周囲に温めてくれる要素がありません。冷えきってしまい、多くの場合、自分のことを話すことすらできません。せめて親には抱きしめて温めてほしいのに、自分だけは味方であると言ってほしいのに。

小さいときから、あなたは私たちの太陽、私たちの宝と言っていつも抱きしめてあげていたら、子どもは孤独には決してならないでしょう。孤独にならなければ死にいたることはないでしょう。

本当に温かい家庭からは自殺など出ないのではないでしょうか？　子どもの育て方を見直すことは急務です。いじめはなくならないかもしれませんが、いじめによる自殺は温めることで防止できると思っています。本書が、少しでも参考になることを願っております。

なお、本書の出版に際しては、集英社の小林薫氏、岡本麻佑氏、その他のスタッフの方々に大変お世話になりました。心から御礼を申し上げます。

二〇〇七年一月

東京女子医大附属青山自然医療研究所クリニックにて　　川嶋　朗

章扉イラスト／南伸坊
図表作成／飯山和哉

**川嶋 朗**（かわしま あきら）
一九五七年生まれ。医学博士。八三年北海道大学医学部卒業。東京女子医科大学研修医、助手を経て九三年米国留学。九五年帰国。東京女子医科大学附属青山女性・自然医療研究所 自然医療部門准教授（附属青山自然医療研究所クリニック所長）。日本抗加齢医学会評議員、日本統合医療学会理事。西洋医学の専門は腎臓病、膠原病、高血圧など。

# 心《こころ》もからだも「冷《ひ》え」が万病《まんびょう》のもと

集英社新書〇三七八I

二〇〇七年二月二二日 第一刷発行
二〇〇九年一一月一一日 第一四刷発行

著者……川嶋《かわしま》 朗《あきら》
発行者……館 孝太郎
発行所……株式会社集英社
東京都千代田区一ツ橋二-五-一〇 郵便番号一〇一-八〇五〇
電話 〇三-三二三〇-六三九一（編集部）
〇三-三二三〇-六三九三（販売部）
〇三-三二三〇-六〇八〇（読者係）

装幀……原 研哉
印刷所……大日本印刷株式会社 凸版印刷株式会社
製本所……加藤製本株式会社

定価はカバーに表示してあります。


ISBN 978-4-08-720378-3 C0247



Printed in Japan

a pilot of wisdom

a pilot of wisdom

反戦平和の手帖　C・ダグラス・ラミス／喜納昌吉
巨大地震の日　高嶋哲夫
男女交際進化論「情交」か「肉交」か　中村隆文
フランス反骨変人列伝　安達正勝
日本の外交は国民に何を隠しているのか　河辺一郎
ハンセン病 重監房の記録　宮坂道夫
必携！ 四国お遍路バイブル　横山良一
映画の中で出逢う「駅」　臼井幸彦
幕臣たちと技術立国　佐々木譲
大人のための幸せレッスン　志村季世恵
サッカーW杯 英雄たちの言葉　中谷綾子アレキサンダー
ヤバいぜっ！ デジタル日本　高城剛
娘よ、ゆっくり大きくなりなさい　堀切和雅
戦争の克服　阿部浩己／鵜飼哲／森巣博
「権力社会」中国と「文化社会」日本　王雲海
アメリカの原理主義　河野博子
独創する日本の起業頭脳　垂井康夫／武田郁夫 編

ブッダは、なぜ子を捨てたか　山折哲雄
日本神話とアンパンマン　山田永
憲法九条を世界遺産に　太田光／中沢新一
悪魔のささやき　加賀乙彦
ダーウィンの足跡を訪ねて〈ヴィジュアル版〉　長谷川眞理子
中国10億人の日本映画熱愛史　劉文兵
よくわかる、こどもの医学　金子光延
フェルメール全点踏破の旅〈ヴィジュアル版〉　朽木ゆり子
就職迷子の若者たち　小島貴子
データの罠 世論はこうしてつくられる　田村秀
搾取される若者たち　阿部真大
落語「通」入門　桂文我
深層水「湧昇《ゆうしょう》」、海を耕す！　長沼毅
永井荷風という生き方　松本哉
武田信玄の古戦場をゆく　安部龍太郎
親ばなれ 子ばなれ　栗坪良樹
人権と国家　S・ジジェク／岡崎玲子

a pilot of wisdom

# 集英社新書 好評既刊

## 巷談 中国近代英傑列伝
陳 舜臣 0368-D

林則徐、李鴻章、孫文、魯迅、袁世凱……阿片戦争に始まる中国近代を生きた15人の英傑たちの物語。

## みんなの9条
『マガジン9条』編集部編 0369-A

ミュージシャン、作家、映画監督、医師ほか各界で活躍する22人が憲法九条と反戦や平和への思いを語る。

## VANストーリーズ
宇田川 悟 0370-B

ファッションの神様と呼ばれ60〜70年代に熱狂的に支持された伝説の男。その全てを関係者の証言で再検証。

## 世にもおもしろい狂言
茂山千三郎 0371-F

笑いの古典芸能の決まり事やセリフの特徴などを狂言師がわかりやすく解説。初心者もファンも必携の1冊。

## 紐育《ニューヨーク》 ニューヨーク!
鈴木ひとみ 0372-H

歴史と人が豊かな味わいを醸し出すニューヨーク。その過去と今を縦横に歩いて魅力をまるごとかじろう!

## 時間はどこで生まれるのか
橋元淳一郎 0373-G

何故時間は過去から未来に流れるのか。現代物理学と日常感覚を融合する、画期的な目からウロコの時間論。

## 日本語はなぜ美しいのか
黒川伊保子 0374-E

早期英語教育は危険! 日本語の特殊性と母語の重要性を説く。脳との関係から考えるユニークな日本語論。

## 「石油の呪縛」と人類
ソニア・シャー 0375-A

$CO_2$で地球が生存に適さなくなった時、新エネルギー開発に使える石油はまだあるのか? 石油の全てを解説。

## 人道支援
野々山忠致 0376-B

ヨーロッパ生まれの人道支援という考え方の歴史を踏まえ、実際的な理念と原則を語る。現場発の指針満載!

## 「狂い」のすすめ
ひろ さちや 0377-C

狂ったこの世に生きるにはこちらが狂うほかありません。「狂い」と「遊び」の精神で生き抜くヒント集。